日本初公開！

人生が変わる！

ハワイ式腸マッサージ

Hawaiian style

レイア高橋のマッサージ

JN172022

KKベストセラーズ

はじめに

この本は、**ハワイ式の腸マッサージ法である「オプフリ」**について本格的に紹介する、日本で最初の一冊になると思います。

腸のマッサージというと、皆さん、何を思い浮かべますか？

便秘を解消すること、肌をきれいにし、代謝をアップすること、若返ること、最近では腸内環境を整えたり、免疫力を高めたりすることなどをイメージする人が多いかもしれません。

もちろん、そうした効果も期待できますが、古代ハワイアンが大事にしてきたのは、**腸マッサージによって感情を整え、大自然とつながる直感を磨いていくこと**にありました。直感を磨くことで、本来の自分に戻ることが最大の目的です。

お腹の調子を整えることがメンタルケアにつながっていることは、科学的な研究でも明らかになってきていますが、ハワイでは、心（感情）のケアにとどまらず、直感を磨き、人生を豊かにすることにもつなげています。


ネイティブなハワイアンが代々受け継いできたこうした叡智は、**「ロミロミ」**という言葉に集約されます。

ロミロミというと、ハワイの伝統的な手技を使ったリラクゼーションマッサージを思い浮かべるかもしれませんが、ハワイアンにとってのヒーリングは、マッサージ療法を含む健康としあわせをもたらす技法全般、ホリスティックな総合医療そのものを指していました。そこには、リラクゼーションを超えた、古代ハワイアンの生き方の知恵そのものが内包されているのです。

腸をマッサージするオプフリは、こうしたハワイアン・ヒーリング＝ロミロミの一部です。実践することで、次の変化が期待できるでしょう。

・直感力を磨き、迷わずに自信を持って人生を送れるようになる。
・感情のアップダウンから解放され、精神的にラクになる。
・いまよりも元気になって、好きなことをどんどん実行していける。
・人間関係を改善させ、明るく毎日を過ごせる。

肉体が健康であることは大事ですが、オプフリで得られる効果はそれだけにとどまりません。お腹から元気になっていくことで、運が開け、人生が愛に満ちた、ハッピーなものに変わっていくのです。

この本では、自宅で一人でも実践でき、体調管理にも役立てられる**「セルフ・オプフリ」**を初公開しつつ、食事のとり方、メンタルのコントロール法、そして、これらのバックグラウンドにある古代ハワイアンの叡智の世界をガイドし、皆さんと分かち合いたいと思います。

レイア高橋

ハワイ式 腸のマッサージ Contents

序章

「オプフリ」で人生が変わる！

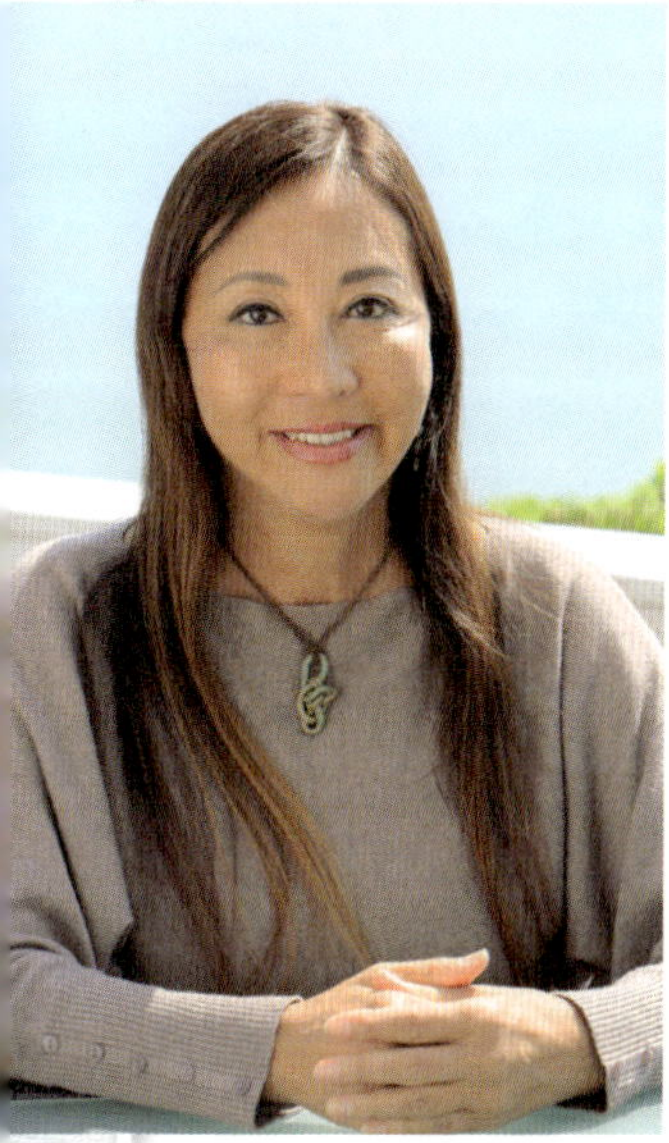

「オプフリ」の一番の目的は、直感力を磨くこと

お腹のマッサージであるオプフリが、ハワイアンの総合医療の一部として大事にされてきたことには、深い意味があります。

その背景にあるのは、自然崇拝に基づいて大自然から与えられるメッセージを大切にしてきた、ハワイアンの直感力に対する信頼です。

直感というと、普通は頭のなかでアイデアがひらめくことをイメージするかもしれませんが、古代ハワイアンに

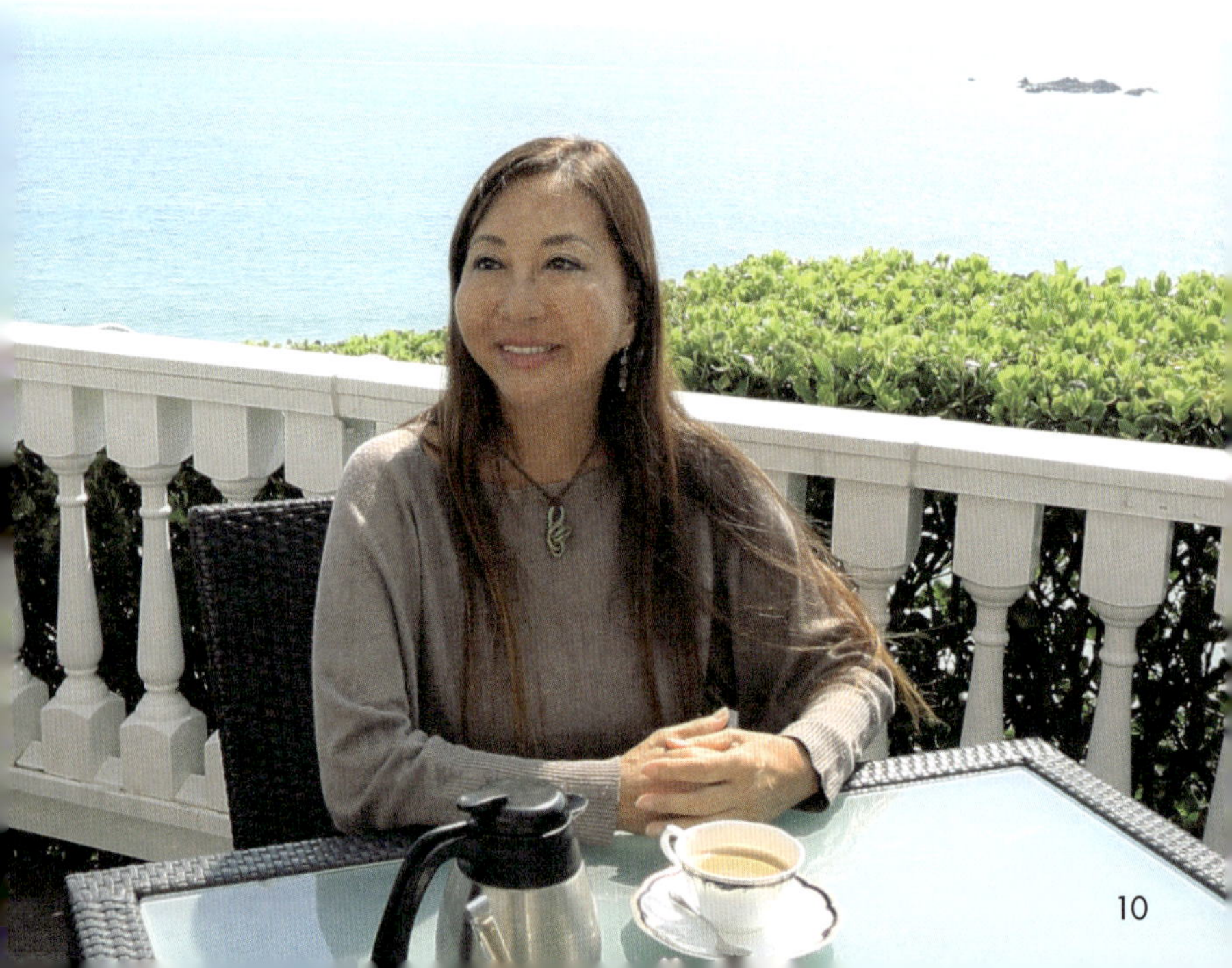

とって直感は、大自然の波動に自分の周波数を合わせて、まずお腹で感じるものでした。

頭で考えることは、しばしば迷いを生み出します。古代ハワイアンは、思考だけを絶対視していませんでした。

大事な決断をしたり、判断したりするには、お腹で直感をキャッチし、しっかり感じる必要があるととらえていたのです。

こうしたお腹の中心には、17ページのように食べ物を消化吸収し、排泄する腸という器官が控えています。7~8メートルもあると言われている自分の身長の何倍もの長さのこの器官が、人類の誕生の最初のときから私たちの健康に深くかかわっていることを考えることは少ないと思います。

さらに、肉体の健康だけでなく、心や精神の状態に影響を与えていることを知る機会もあまりないでしょう。

食生活が不規則になり、ファストフードばかりに頼っていると腸の働きが低下し、お腹の調子が悪くなります。

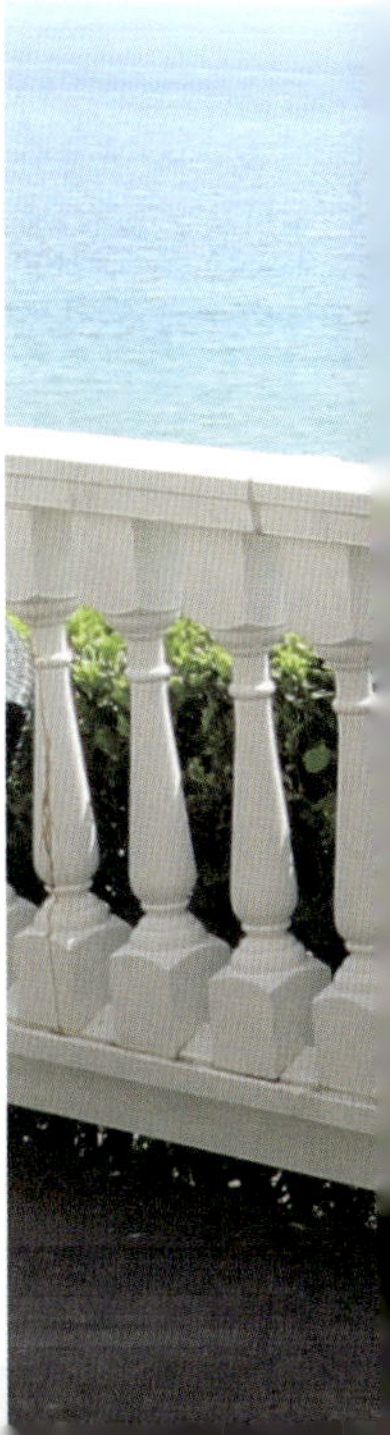

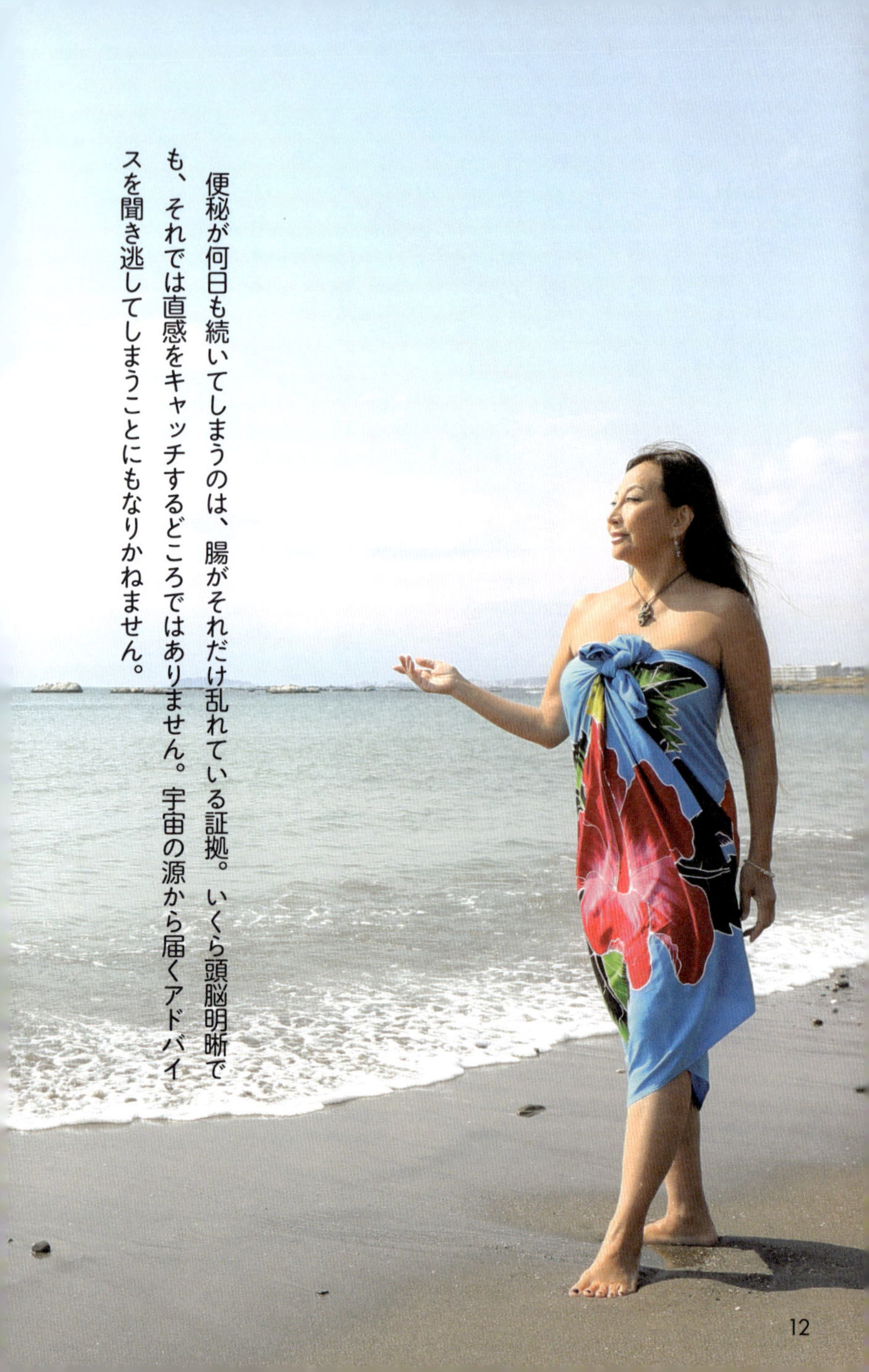

便秘が何日も続いてしまうのは、腸がそれだけ乱れている証拠。いくら頭脳明晰でも、それでは直感をキャッチするどころではありません。宇宙の源から届くアドバイスを聞き逃してしまうことにもなりかねません。

腸がうまく働かない状態が続くと、宇宙とのつながりが途絶え、自分が何を望んでいるか、何をしたいのか、本当の気持ちがわからなくなってしまいます。

オプフリでお腹をケアすることが、迷いをなくし、しあわせな方向に人生を導く大事なカギになってくることを知り、これからの人生を輝かしていきましょう。

古代ハワイアンは、肉体はマナ（生命エナジー）が宿るための神殿であるととらえてきました。

神殿の手入れが十分でなければマナがめぐらず、私たちは元気に生きることはできません。肉体を船にたとえた場合、壊れた場所を修繕もせずに航海を続けていたら、目的地に進んではいけないでしょう。

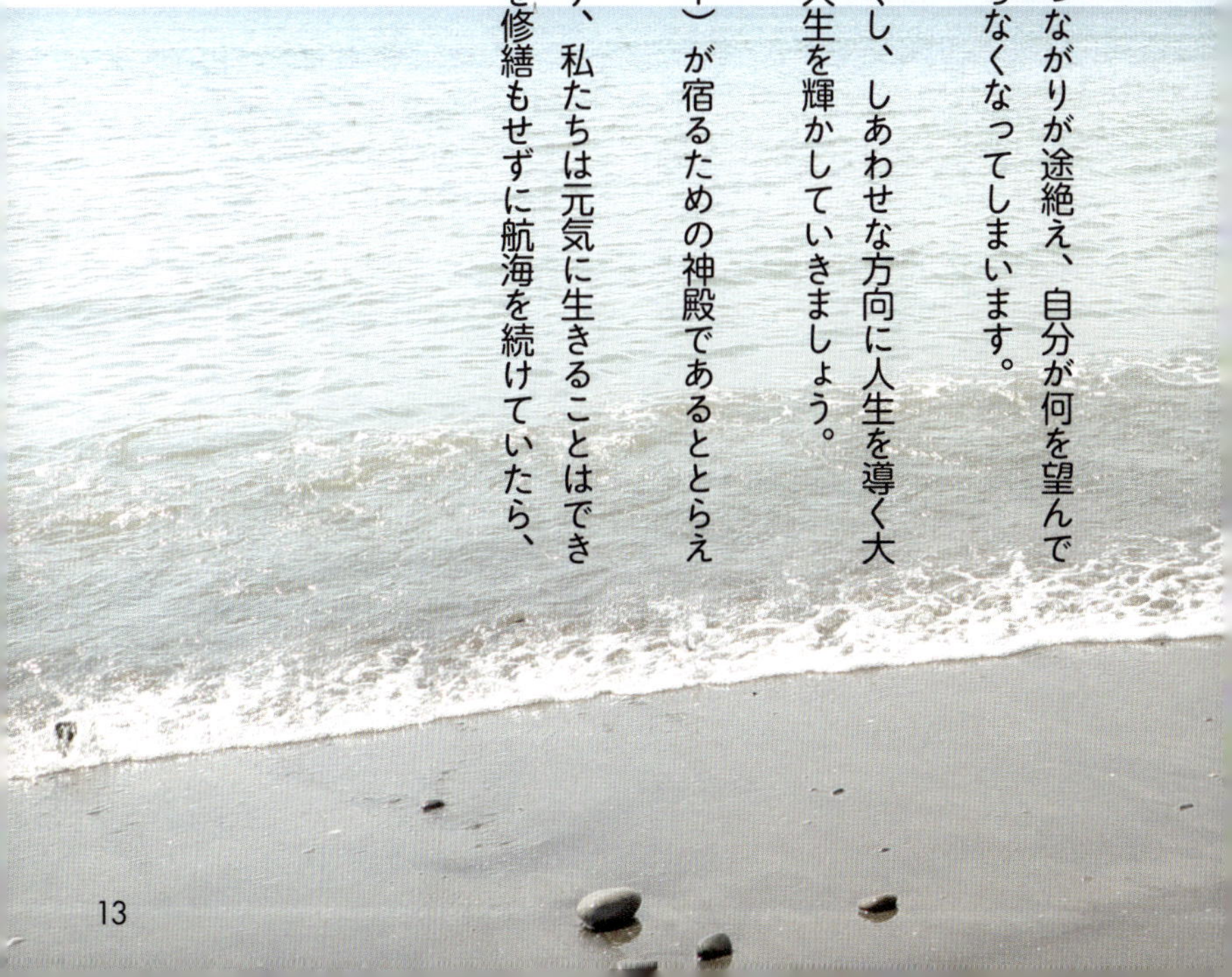

お腹(腸)はスピリットとつながる聖なる場所

肉体は、腸の働きがあるから食物を栄養素に変えて、いのちがつなげられます。食べて生きている以上、肉体と腸のつながりはわかりますし、最近では心とのつながりも指摘されるようになりました。でも、本当につながらなくてはならないのは、宇宙の源に直接つながっている魂、スピリットです。

このスピリットは「アウマクア」と呼ばれ、ハワイでは、私たちを見守る祖先の霊であると考えられていました。このアウマクアとダイレクトにつながっているのがお腹なのです。

アウマクアとつながり、そのメッセージを直感としてキャッチするには、お腹を大事にし、心と体を安定させなければなりません。

グラウンディング（大地にしっかりと根をおろすこと）が大事だと言われているのは、お腹（腸）が神様とつながった場所だから。

ストレスの多い現代社会では、腸の働きはたえずダメージにさらされます。食生活を見直すとともに、腸をオプフリでつねにケアしていくことで内臓にマナがめぐり、直感が受け取りやすくなるのです。

私は約30年前からハワイで暮しはじめ、さまざまなクム（先生）からロミロミを学ぶ幸運に恵まれてきました。

とりわけ大きかったのは、ハワイアンのスピリチュアリティにおいて第一人者として尊敬されているクプナ（年長者）、エリース・マヌハアイポ・カーン博士からロミロミの哲学のエッセンスを学べたことだったでしょう。

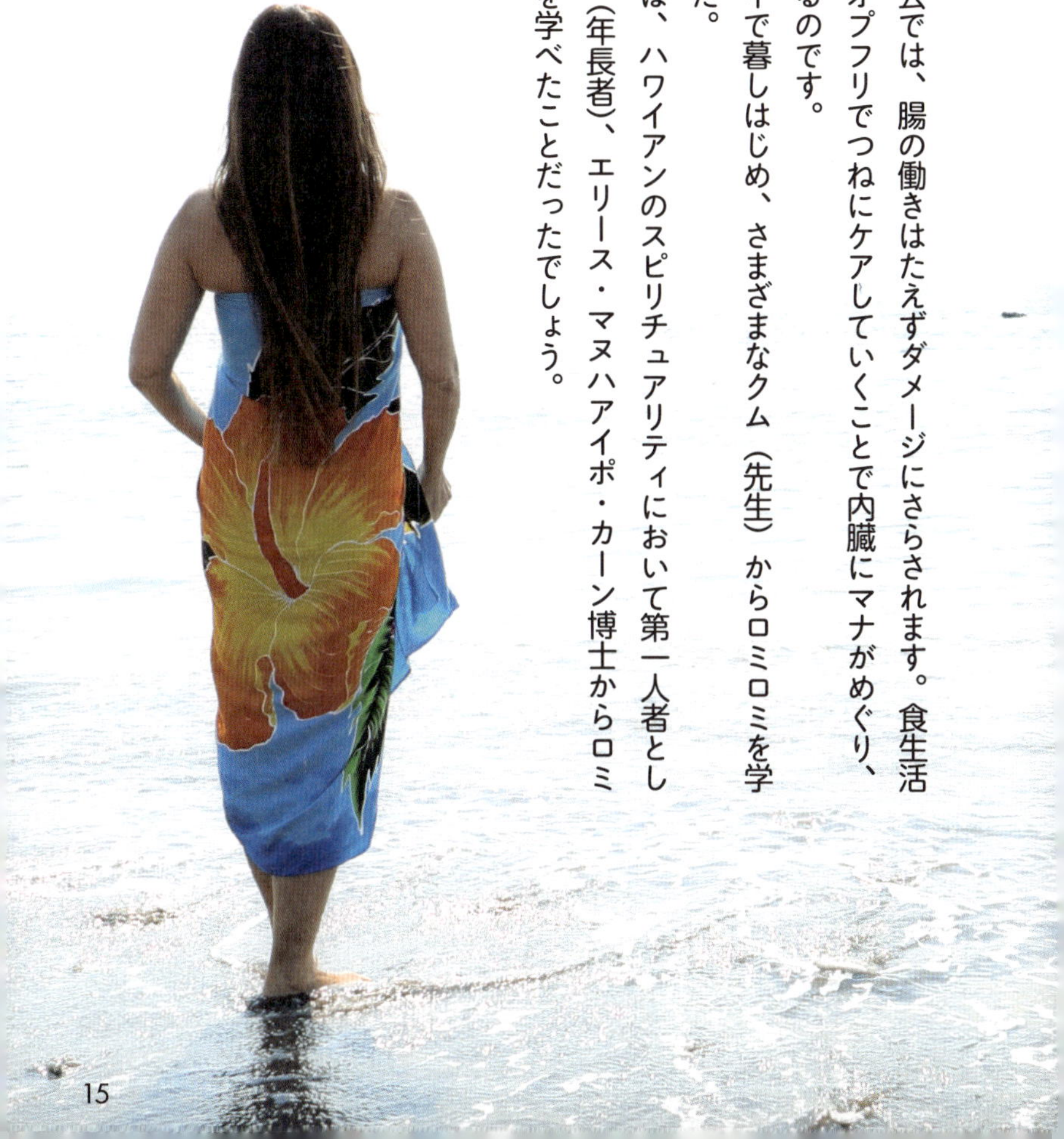

カーン博士は、ネイティブのハワイアンであり、キリスト教の伝来以降封じ込まれてきたハワイアンのスピリチュアリティの研究で形而上学の学位を取得した専門家でもあり、私にとっては雲の上の存在でしたが、彼女は私を養子として受け入れ（ハワイには「ハナイ」という養子制度があります）、ロミロミの文化を日本に広めていくためのサポートをしてくださいました。

次の章で紹介する「オプフリ」のエクササイズには、テクニックにとどまらず、こうしたカーン博士をはじめとするロミロミの継承者たちから学んだ身体観、生命観、自然観が込められています。

健康になりたい方はもちろん、人生をもっとよい方向に導いていきたい、愛にあふれる生き方を実現したいと願っている方は、ぜひ実践してください。

図1 ナアウ（お腹）は生命活動の中心

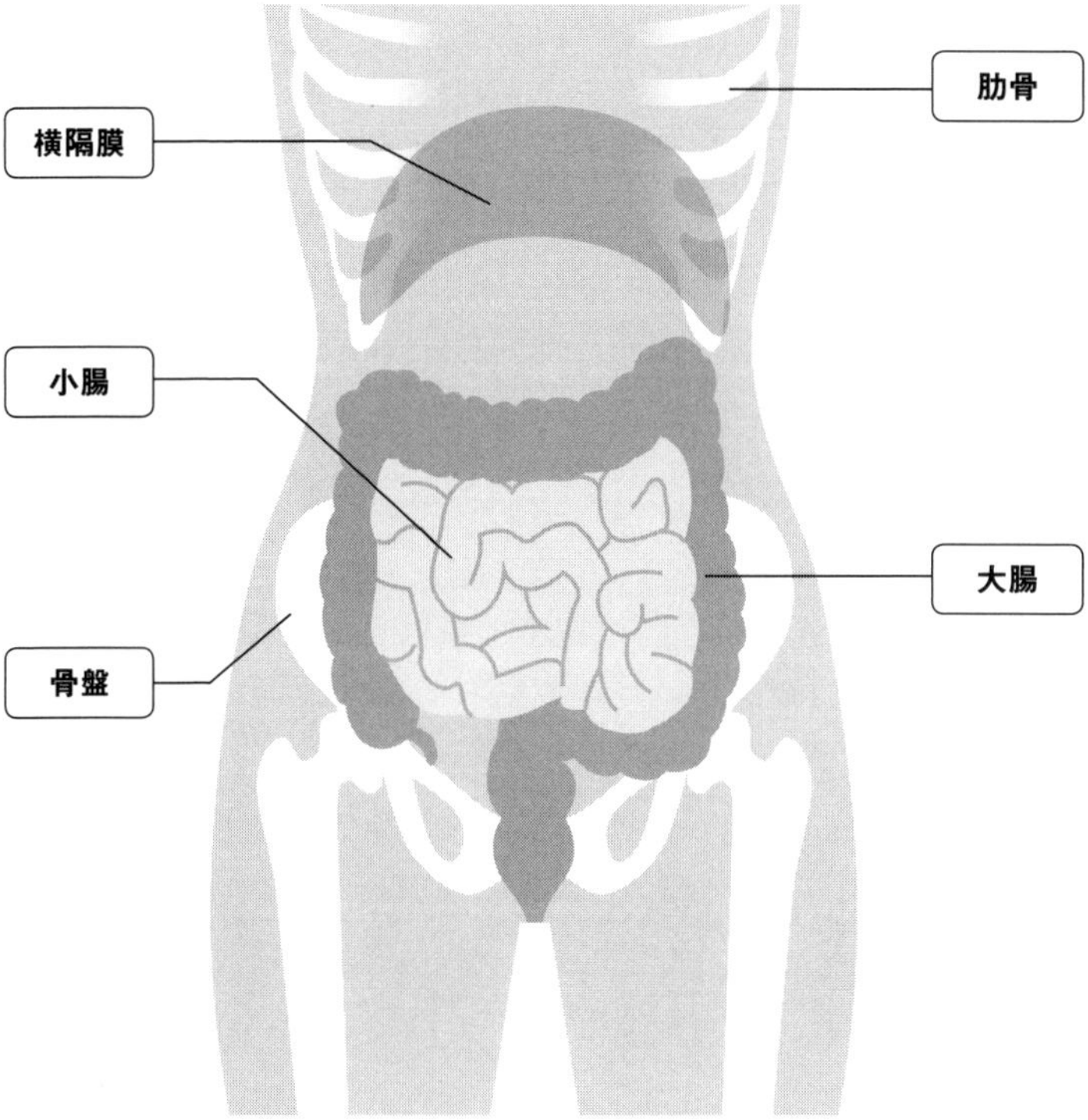

お腹には、腸（大腸・小腸）をはじめ、骨盤、生殖器（子宮）など、生命活動の土台となる器官が集まっています。

第1章

初公開！
ハワイ流・腸マッサージ
「オプフリ」のすべて

自宅でできる「セルフ・オプフリ」を初公開！

本来、オプフリはロミロミの施術の一つで、プロのセラピストが行うものですが、この本では一般の人が自宅で手軽に行えるよう、新たに**「セルフ・オプフリ」**のメニューを公開いたしました。

すべてのプログラムを行っても15分ほどなので、毎日の習慣にしてほしいと思いますが、無理は禁物。体調管理の一環として、心地よいと感じる範囲でゆっくりと続けていきましょう。

腰、肋骨、下腹、腸を中心にマッサージし、お腹全体に刺激を与えていきますが、忙しいときは気になる箇所を中心に行っても構いません。これから個々のエクササイズを紹介していきますので、ぜひトライしてください。

図2 「セルフ・オプフリ」のプログラム

ウオーミングアップ

①首のストレッチ →26ページ

②肩と腰まわりのストレッチ →28ページ

オプフリ（腸マッサージ）

①プーハカ（腰）→32ページ

②イヴィ・アオアオ（肋骨）→34ページ

③イ・ラロピコ（下腹）→38ページ

④ナアウ（丹田）→40ページ

⑤マナ（氣）の調整　→46ページ

クールダウン

①浄化呼吸　→50ページ

②肩と腰のストレッチ　→52ページ

オプフリ（腸マッサージ）の基本①
古代ハワイアンの体のとらえ方

さあ、いよいよオプフリのエクササイズのスタートです。

一般的な腸マッサージと違っているのは、古代ハワイアンの身体観（体のとらえ方）に基づいているところ。詳しくは第3章で解説していきますが、ハワイではお腹のことは**ナアウ（Naʻau）**といい、その中心に宇宙からのエナジー（マナ）を受信するアンテナである**へそ＝ピコ（Piko）**があるととらえられています。

ピコを通してメッセージを送っているのは、**アウマクア（ʻAumakua）**と呼ばれるスピリット（先祖の霊）で、さまざまな動物、植物に姿を変え、私たちを見守っていると言われます。直感は、いわば自分を守ってくれる存在からのメッセージでもあるのです。

お腹はアウマクアとつながる、とても神聖な場所。日頃からケアすることがいかに大事かわかるでしょう。

図3 お腹が宇宙とつながっていた!

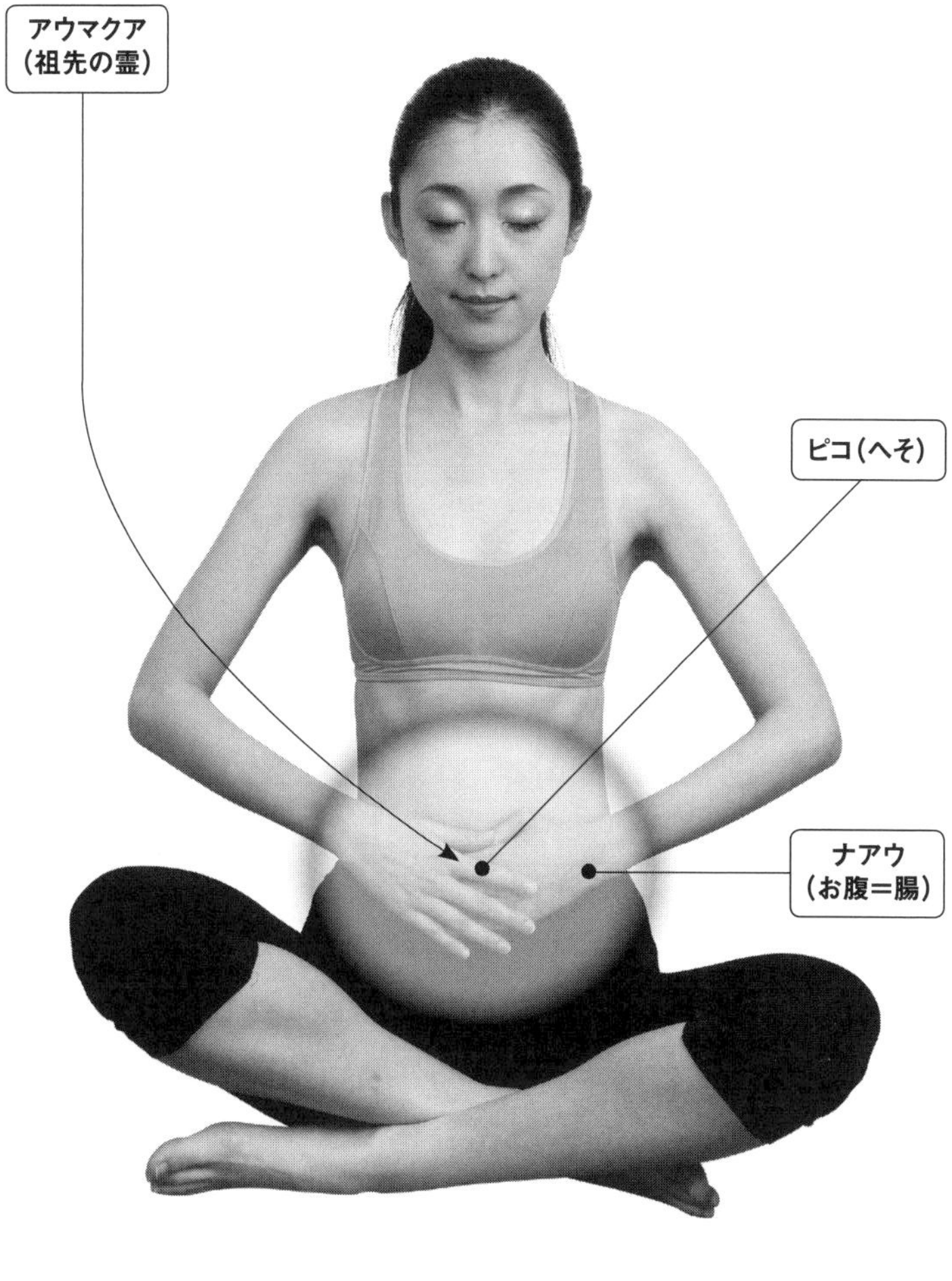

お腹は目には見えないエナジーを取り入れる大事な場所。元気に生きていられることを感謝し、優しくいたわる気持ちで接していきましょう。

オプフリ（腸マッサージ）の基本②
チャクラとお腹の関係

オプフリを実践していくうえでもう一つ大事なのが、エナジーセンターとのつながりです。このエナジーセンターは、ヒンドゥー教やヨガの世界で語られている**「チャクラ」**と重ね合わせて考えることができます。

チャクラは、体に存在しているエナジー（氣・マナ）の出入り口で、一般的には7つのチャクラがあることが知られています。次ページに示したように、**お腹（ナアウ）にあるのはこのうちの第1～第3チャクラで、オプフリではこの3つのチャクラの一帯をマッサージし、活性化させていきます。**

そして、それを肉体と精神をつなぐ第4チャクラ（ハートチャクラ）で受け止め、高次の次元につながる第5、第6、第7チャクラに送ります、

こうした古代ハワイアンのチャクラ観は、第2章で詳しく解説しましょう。

図4 お腹からチャクラを活性化

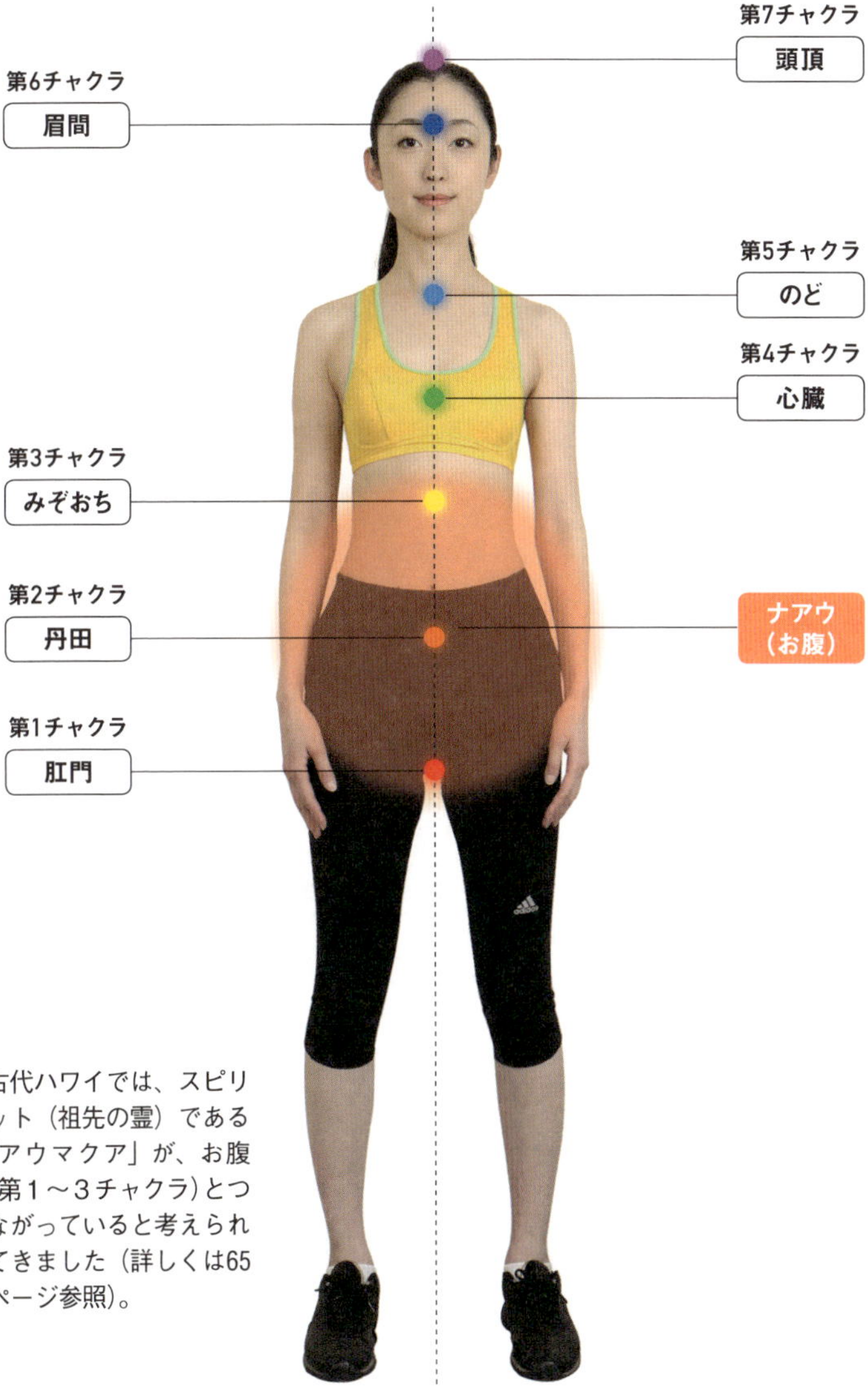

古代ハワイでは、スピリット（祖先の霊）である「アウマクア」が、お腹（第1～3チャクラ）とつながっていると考えられてきました（詳しくは65ページ参照）。

ウオーミングアップ 1

首のストレッチ

オプフリに入る前に、ウオーミングアップで首、肩、腰をゆるめていきましょう。

1
Step

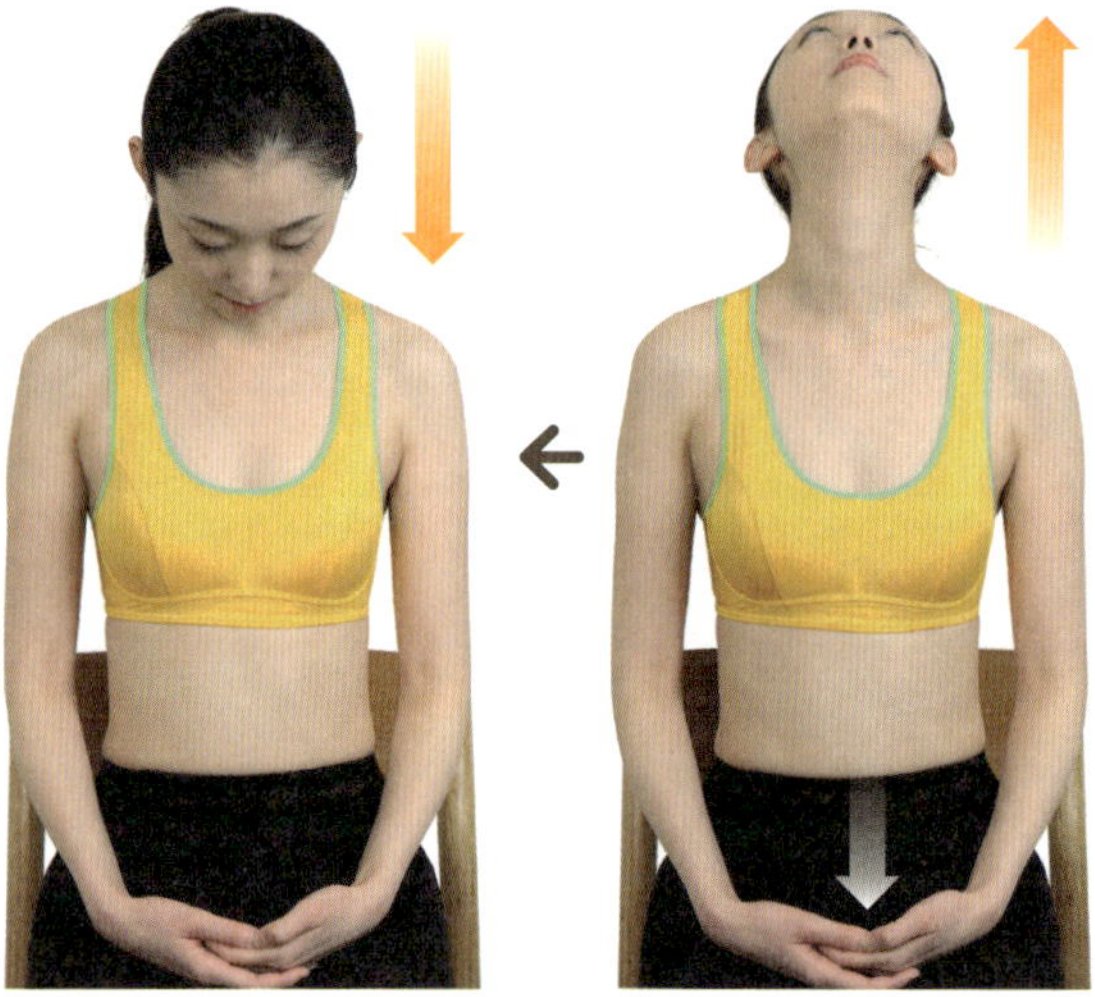

まずは首まわりから。呼吸を意識する必要はまだありませんが、気持ちがゆったりモードに切り替わるよう、リラックスして行ってください。

図5

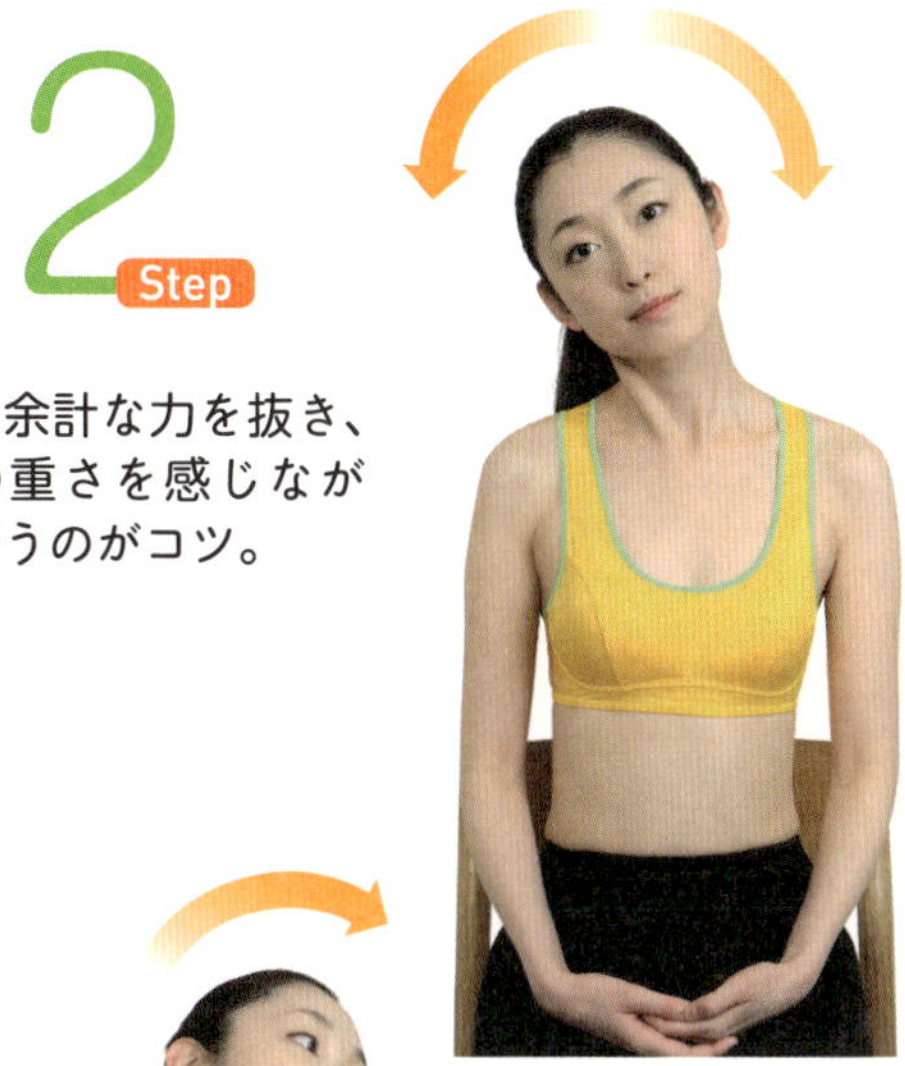

肩の余計な力を抜き、
頭の重さを感じなが
ら行うのがコツ。

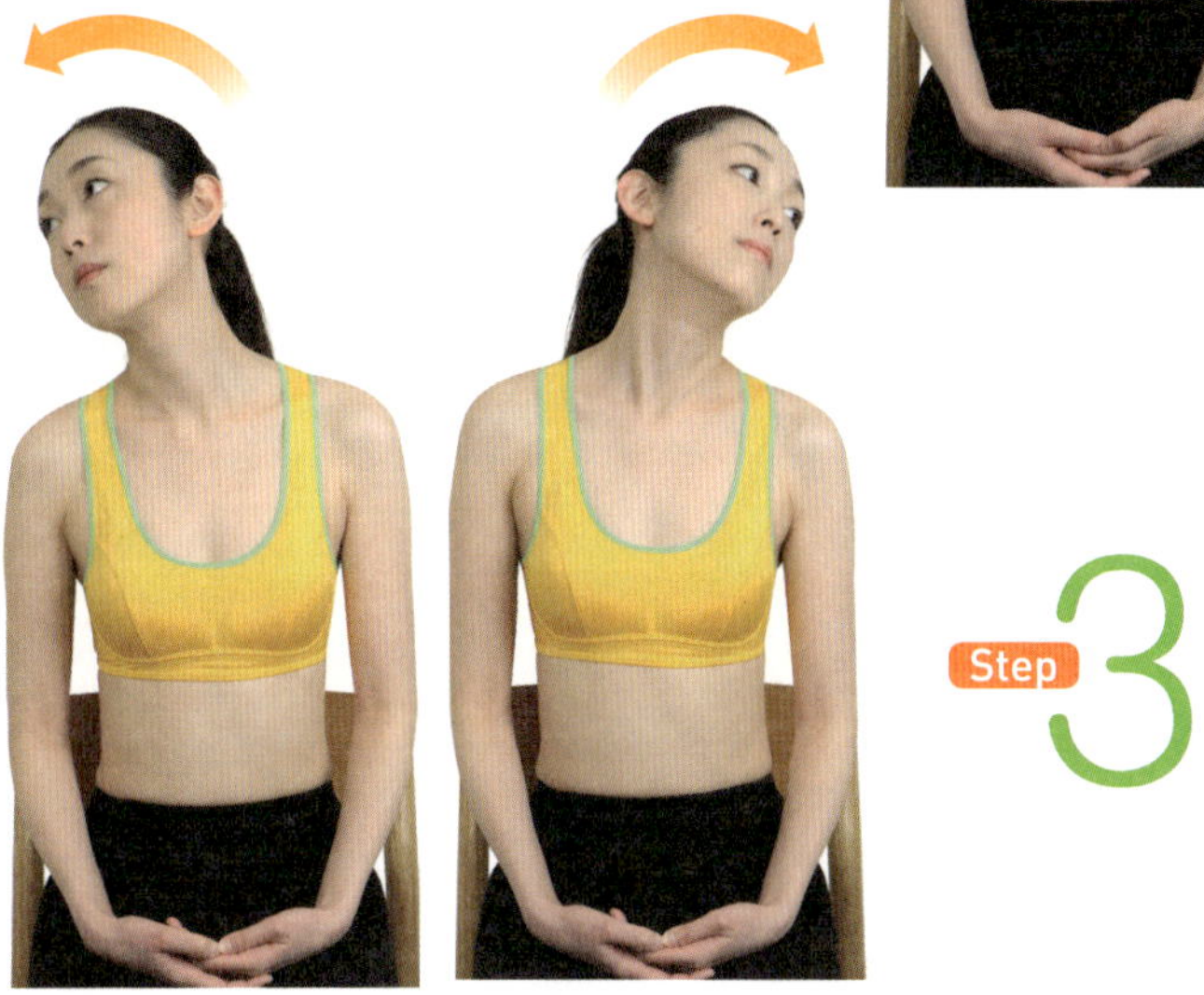

やり方

1、椅子に座り、頭の重さを感じながら首を前後にゆっくりと倒す。

2、同様に、首を左右にゆっくり倒す。

3、右回りと左回りに、それぞれ4回ずつ、ゆっくりまわす。

ウォーミングアップ 2

肩と腰まわりのストレッチ

図6

1 Step

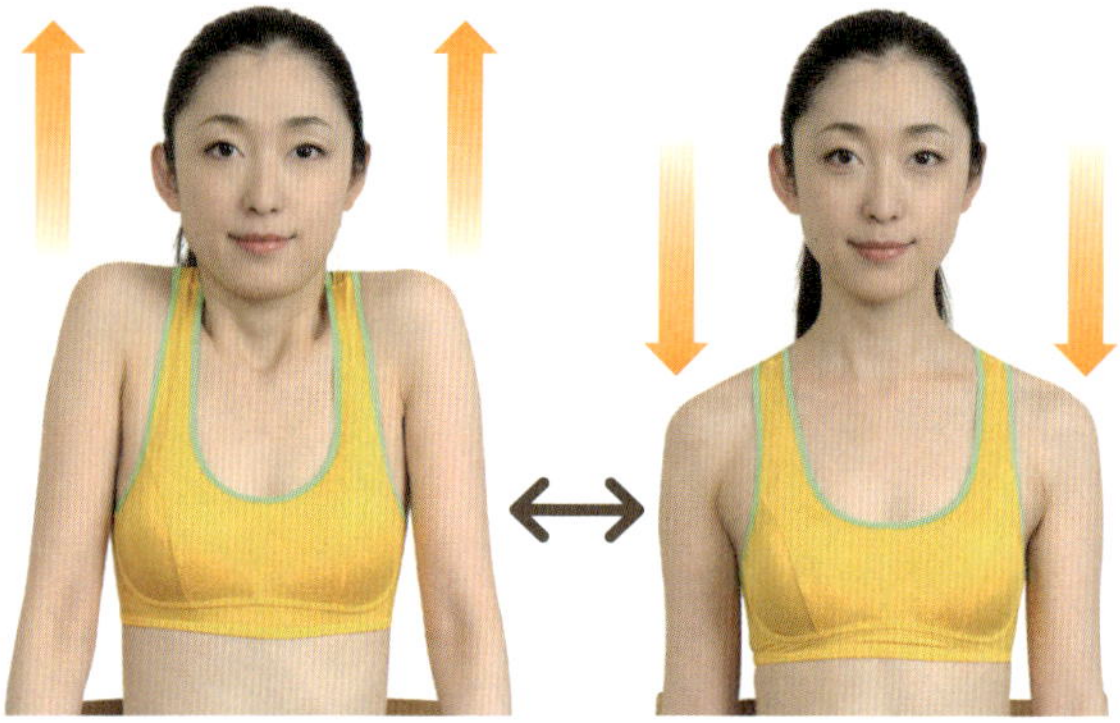

2 Step

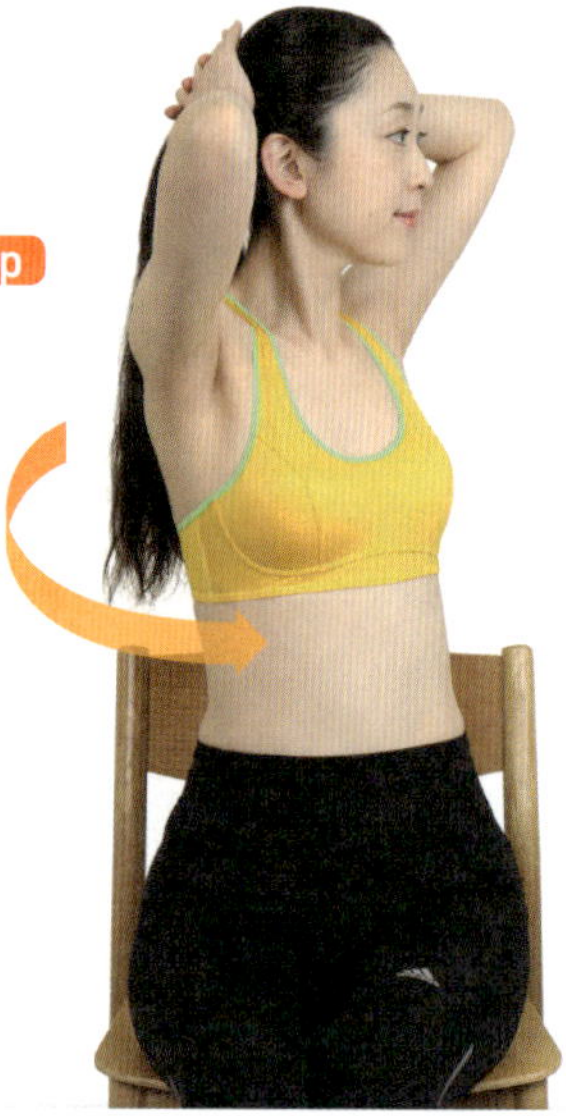

やり方

1、肩を思い切り上げながら息を吸い、吐きながら肩をストンと下ろす。

2、両手を頭の後ろで組み、左右に腰をひねる。

Leia's Check!

図7 お腹のやわらかさをチェックしよう

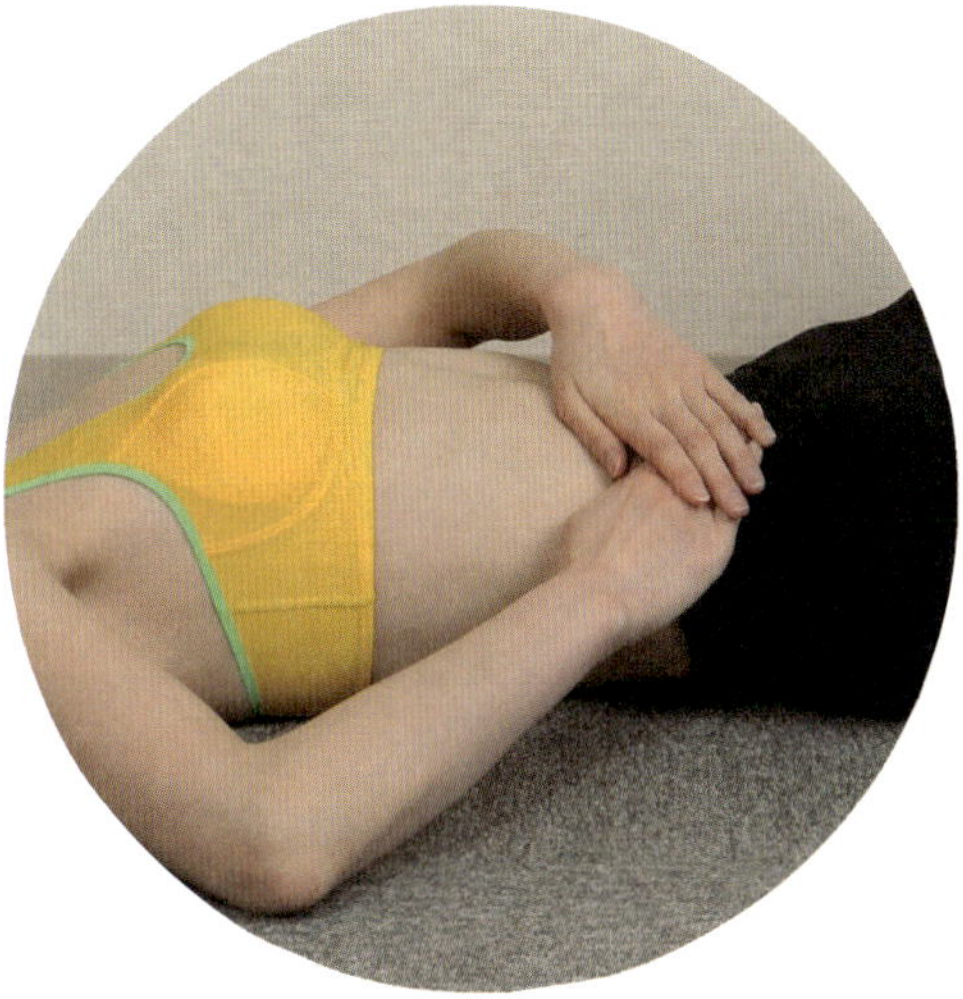

お腹をほぐせば感情も安定する

腸の健康が大切なことはわかっていても、普段、お腹をマッサージする機会はあまりないかもしれません。

まず、マッサージを始める前に、仰向けに寝てお腹のやわらかさをチェックしてみてください。イラストのように両手の指先を使って、おへそのまわりを押さえるようにもんでみるのがおすすめ。

硬かったり、押した時に痛みを感じる場合は、食生活が乱れていたり、ストレスが多い証拠です。エクササイズを行いながら、お腹のこわばりをゆっくりほぐしていくと、感情が安定しやすくなります。

呼吸（ハー）の基本

ハワイでは意識して吐く息のことをハー（Hā）といい、大自然のマナ（氣）を取り込み、生命力を高めるための呼吸法として欠かすことはできません。

一般的な呼吸法には腹式や胸式などがありますが、ここではこうした細かい方法にとらわれず、**「ゆっくりと呼吸を繰り返しながら横隔膜が広がり、肺に空気がいっぱいになること」**を意識してください。その過程で徐々にマナの流れが整い、これだけで心も体も十分に安定していきます。

お腹（腸）のマッサージと呼吸（肺）は連動していますから、オプフリのエクササイズにも呼吸を取り入れる場面は多くあります。マナをしっかり取り込み、マッサージの効果を高めていきましょう。

図8

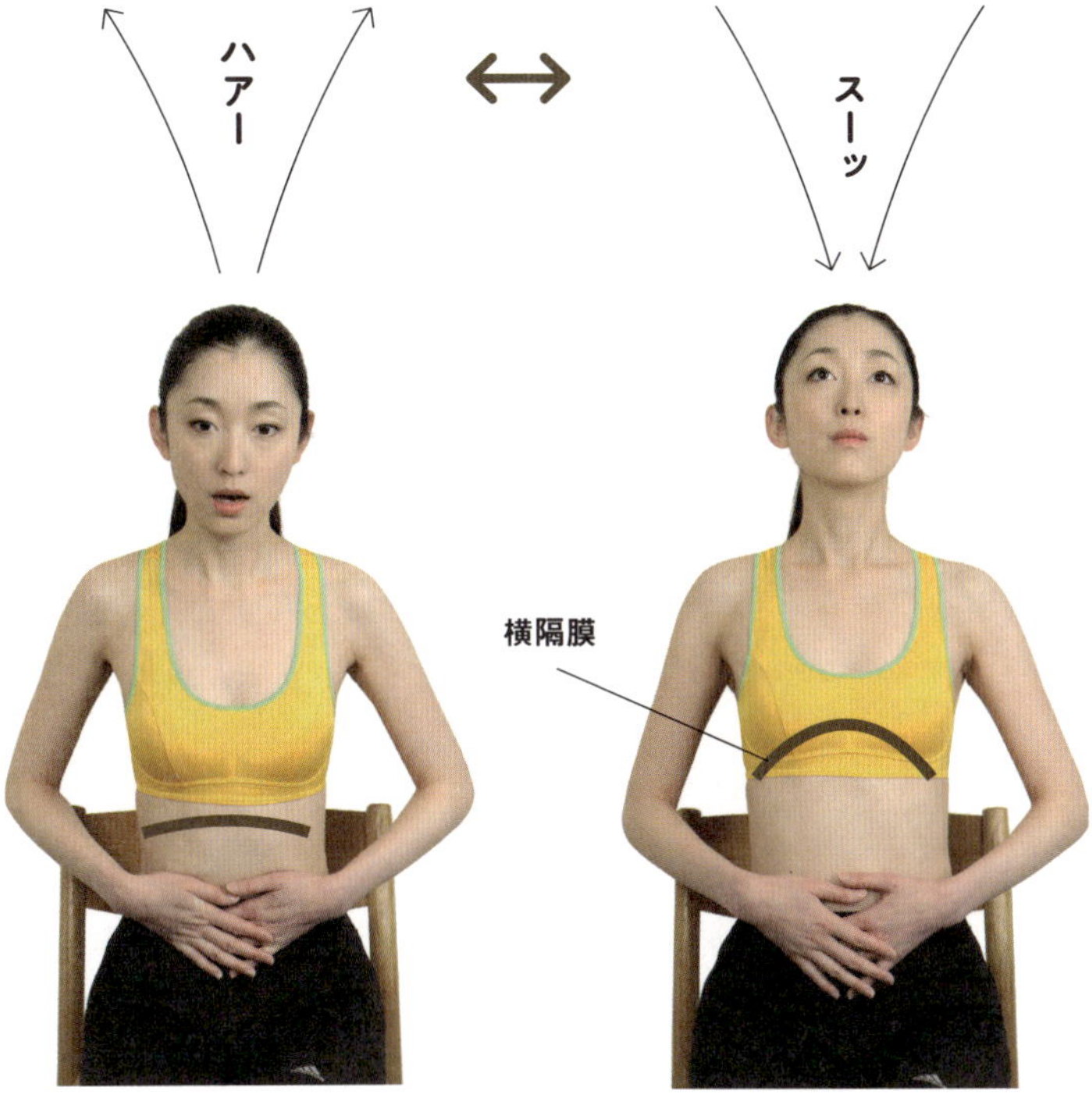

やり方

1、肩の力を抜いて背筋を伸ばし、へそに両手を当てる。

2、鼻からゆっくり息を吸う（8カウント）。

3、口からハーッと息を吐く（8カウント）。

＊ピコ（へそ）を常に意識しながら4回繰り返し、自然呼吸に戻す。

オプフリ（腸マッサージ）①
プーハカ（腰）pūhaka

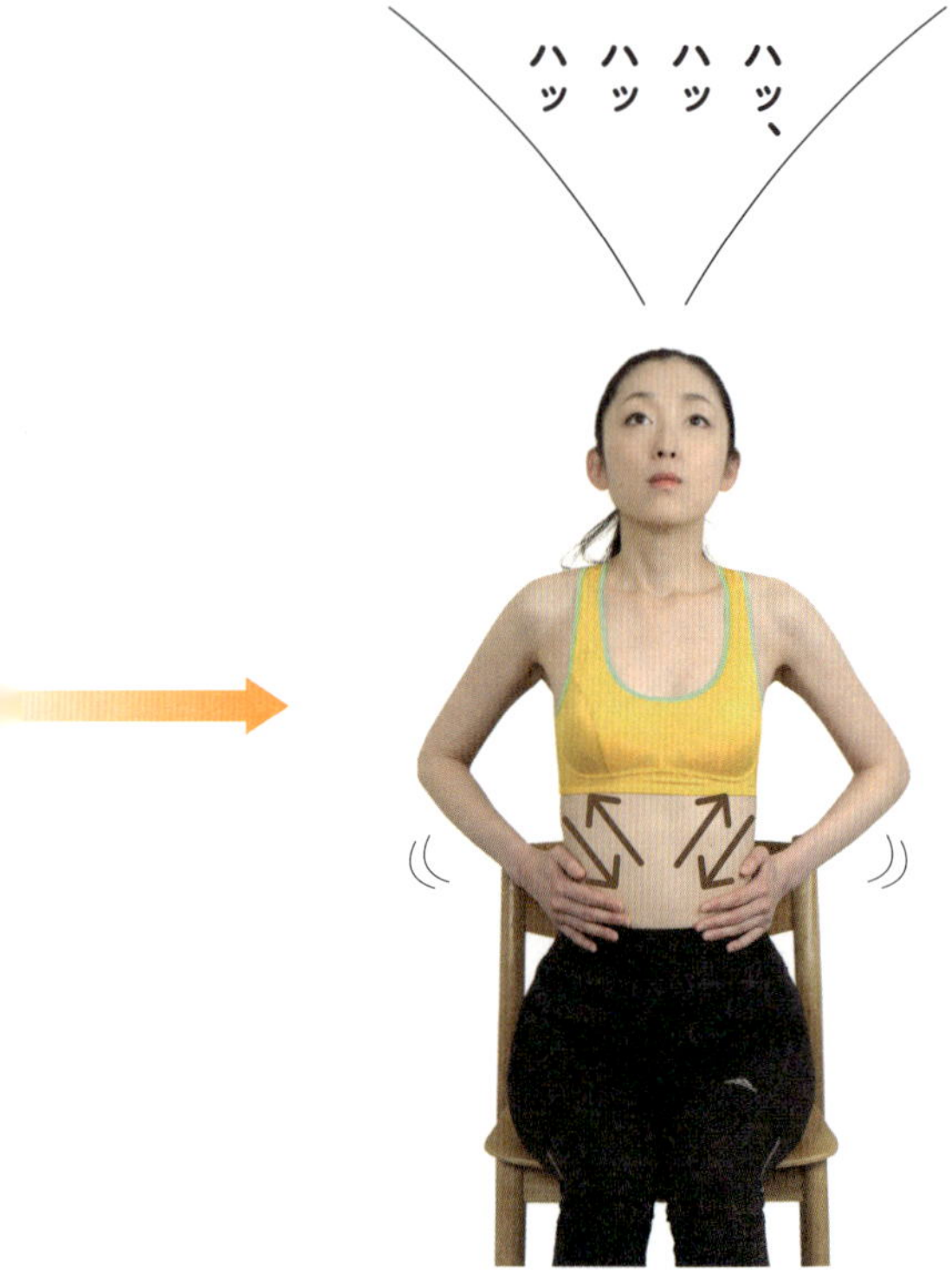

ここから、いよいよオプフリのエクササイズの実践です。

まず、腰のまわりのマッサージから。腰をもむというより、リズミカルな呼吸とともに、**腰から体の中心であるピコ（へそ）に向かってマナ（氣）を集めていく**イメージで行ってください。

図9

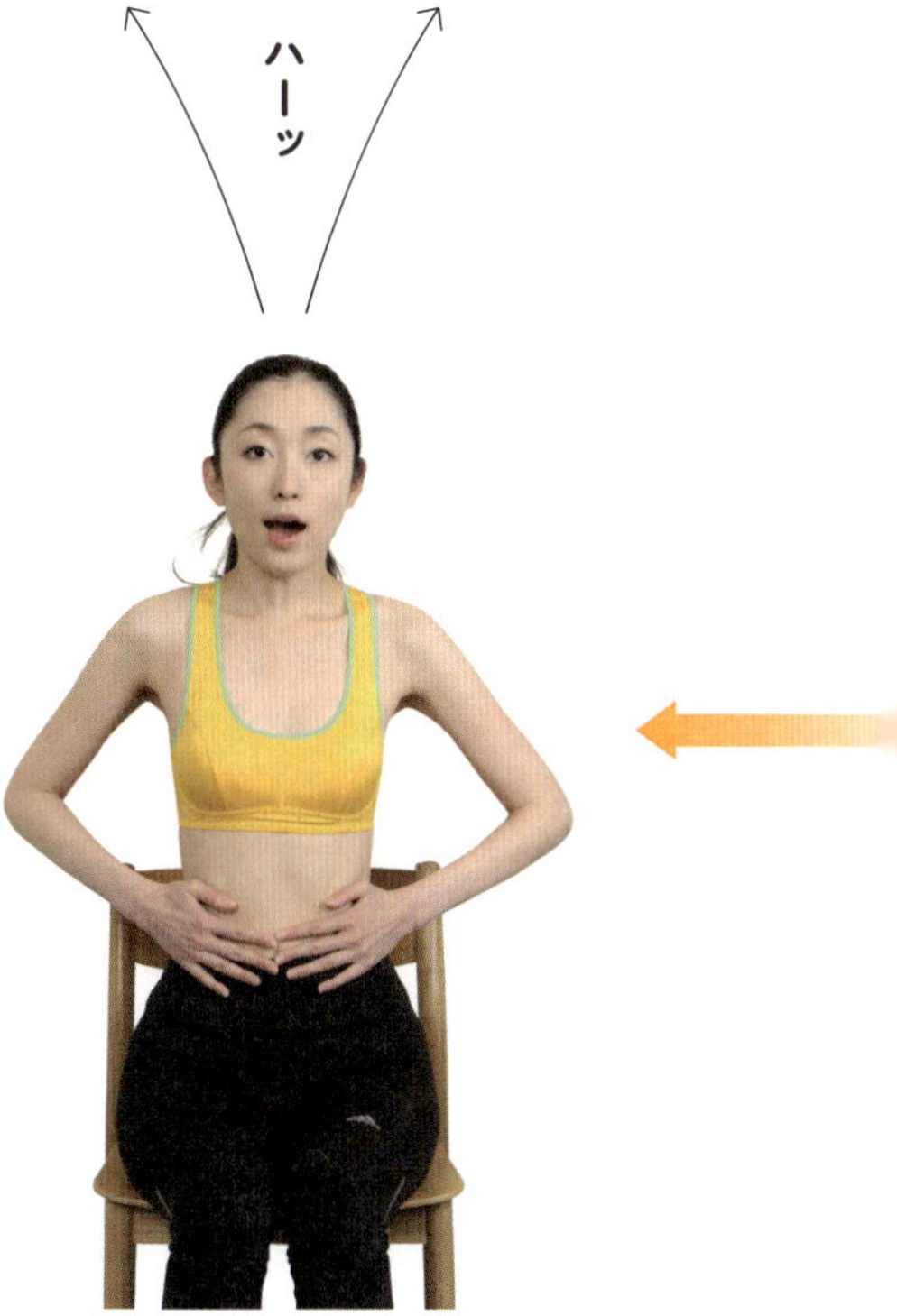

腰のまわりの脂肪を内側に寄せる気持ちで行うと、ウエストのくびれ効果も期待できます。

やり方

1、両手を腰の両脇に置いて、グッと押さえる。

2、素早くハッハッハッと息を4回吐きながら、両手をへそに向かってさするように動かす。

3、5回目に、へその上に両手を合わせてハーッと吐く。

＊1～2を4セット繰り返す。

オプフリ（腸マッサージ）②
イヴィ・アオアオ（肋骨） iwi ʻaoʻao

1 Step

みぞおちに手を
当てる

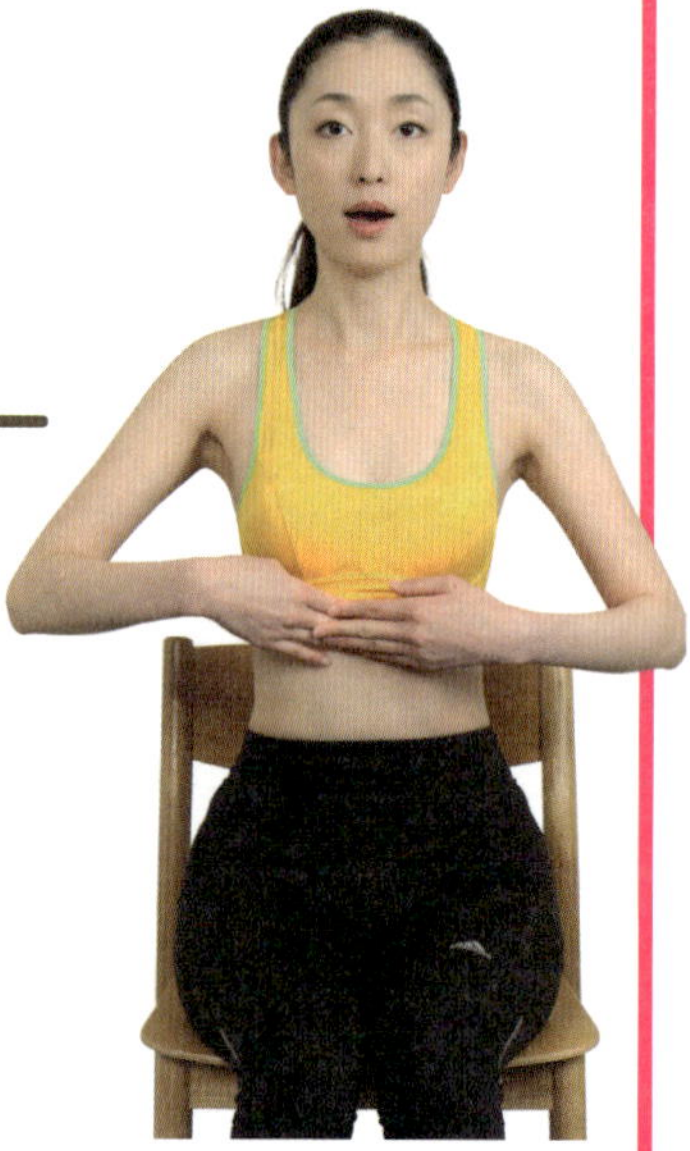

2 Step

肋骨に沿って
マッサージ

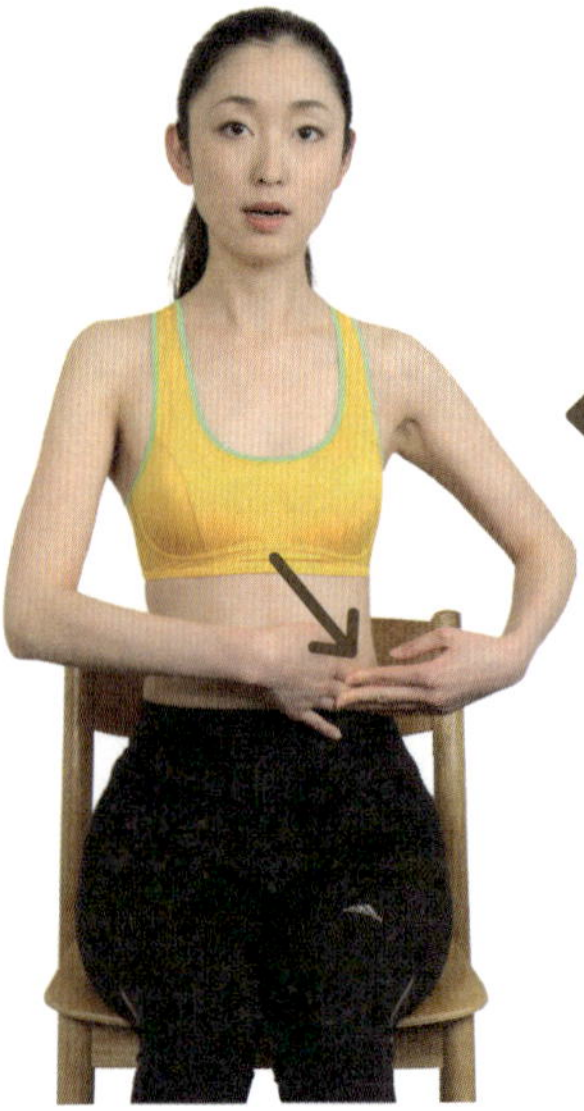

みぞおちから肋骨の下部を沿うようにして脇腹、そして体の中心（へそ）と三角形を描くようにマッサージしていきます（詳しくは37ページ参照）。

図10

Step 3

体の中心（へそ）へ
向かってマッサージ

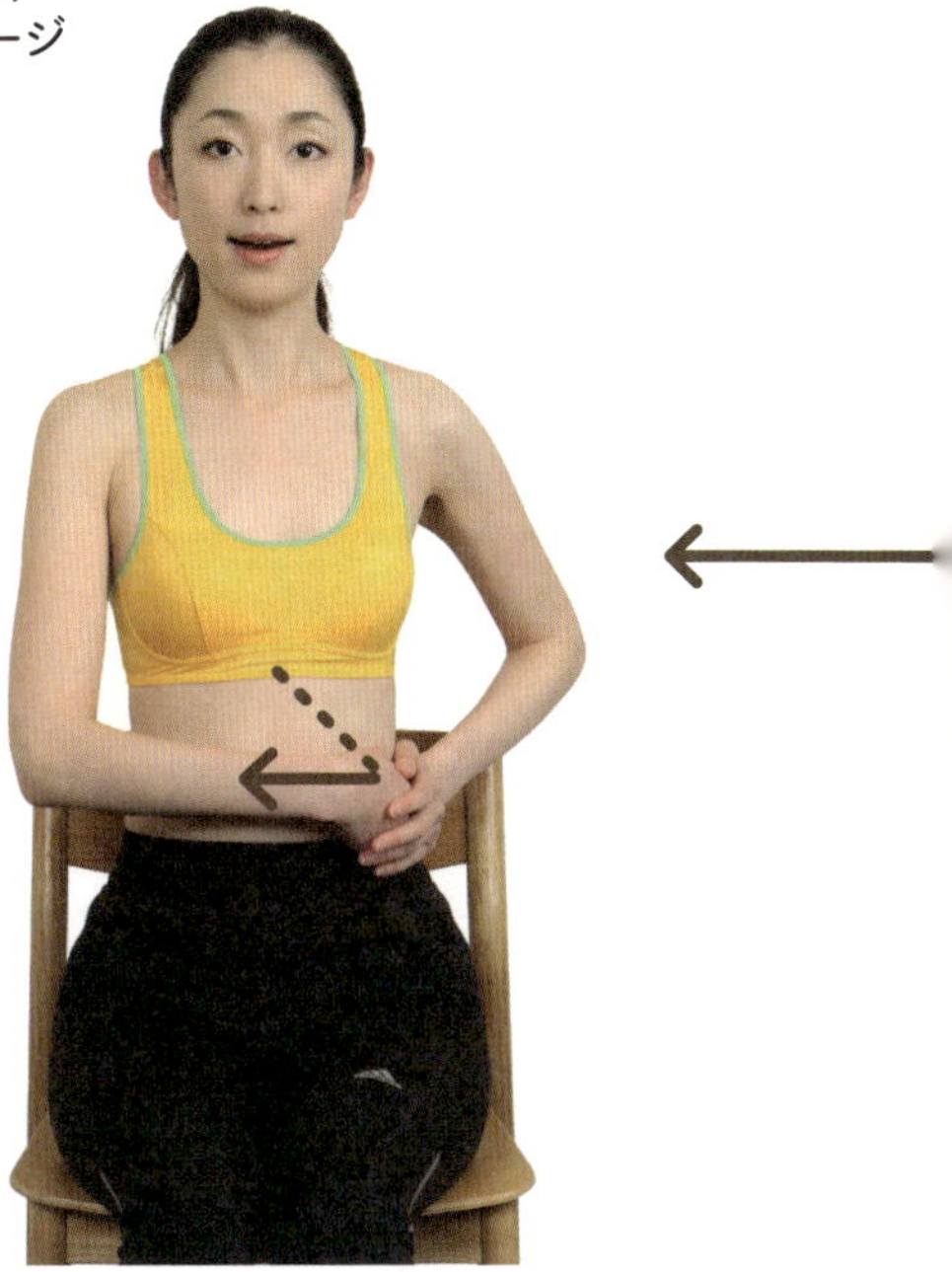

やり方

1、みぞおちに右手を置き、左手を添える。

2、息を吐き出しながら、肋骨に沿って手のひらの先を押し込むように左脇腹までマッサージする。

3、脇腹までいったら、左手を右手の上に乗せて、体の中心（へそ）までグーッと押し込むようにマッサージする。

＊反対側も同様に行う。今度は左手を下にして右脇腹まで、そこから右手に左手を乗せてへそまでマッサージする。
＊押し込む時の強さは、体型に応じて加減しましょう。

肋骨は肺や心臓、肝臓などを保護する大事な骨で、横隔膜を隔てて消化器管である胃や腸が配置されています。

オプフリでは、みぞおちを起点にこの肋骨の下部に沿うようにして、①〜③の流れで内臓をマッサージしていきます。

内臓をピコ（へそ）に集めるようにもんでいくのが基本です。

脇腹からはおへそまで真横にマッサージしますから、エクササイズとしては三角形のルートをイメージするといいでしょう。

呼吸を吐き出すタイミングで手のひらの先をグーッと押し込むように動かすと、効果的にマッサージができます。

前ページのやり方を参考にトライしてください。

図11 「肋骨→脇腹→へそ」へのマッサージ

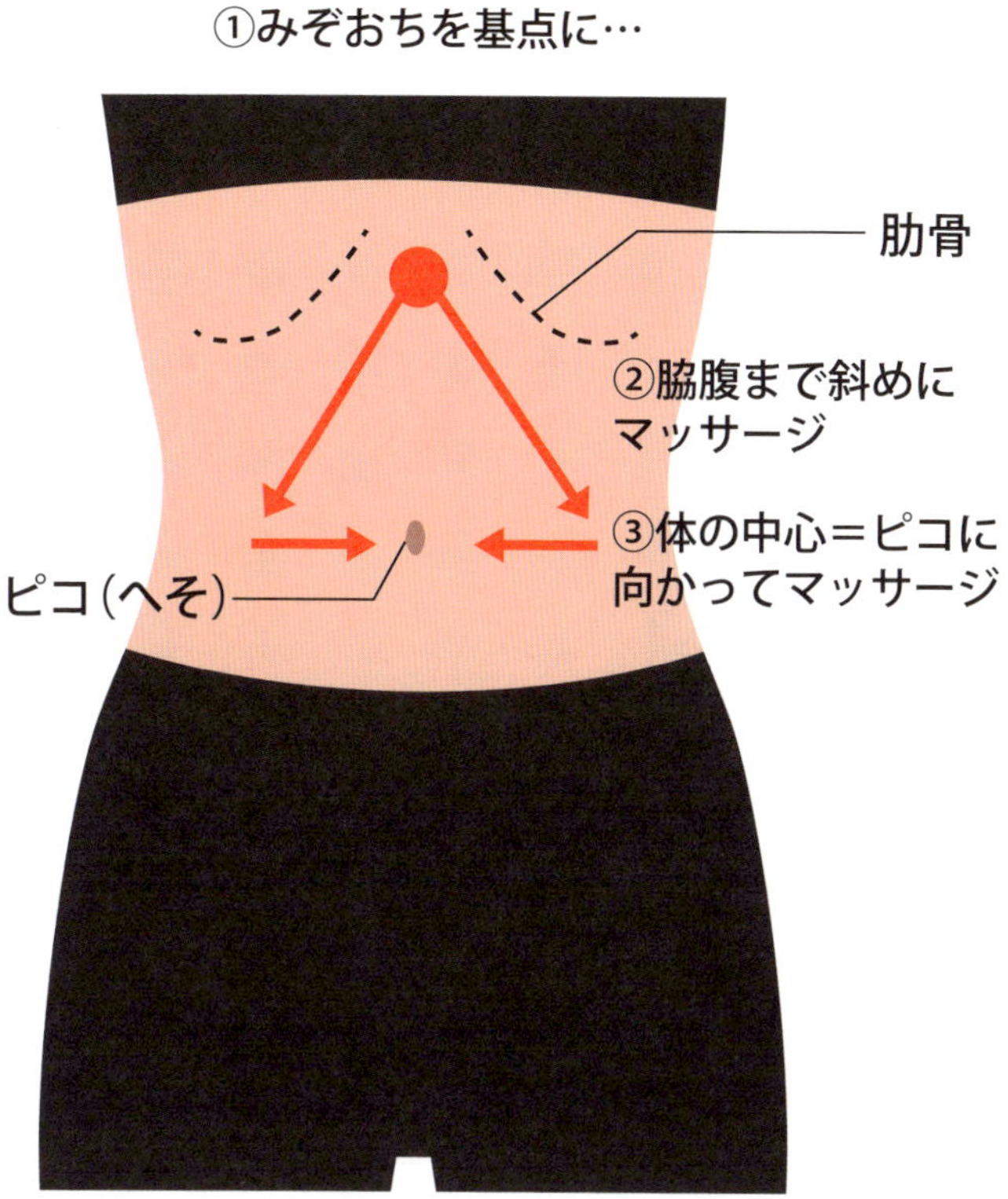

手のひらの先をグーッと強めに、押し込むようにマッサージするのがコツ。左右で行うため、上図のように三角形のルートをイメージすると覚えやすいでしょう。

オプフリ（腸マッサージ）③
イ・ラロピコ（下腹）　i lalo piko

続いて、下腹（イ・ラロピコ）のマッサージを紹介しましょう。

下腹には骨盤に守られるようにして生殖器（子宮）が配置されているほか、大腸の下部にあたる直腸から肛門にかけても含まれます。この一帯にマナ（氣）を送り込むイメージで、優しく行いましょう。

やり方

1、下腹を抱えるように両手を置く。

2、ハッハッハッハッと息を吐きながら、下腹全体をすくい上げるようにマッサージする。

3、4カウントで一回休み、へそに両手を置いて呼吸を整える。

＊5回ほど繰り返す。

図12

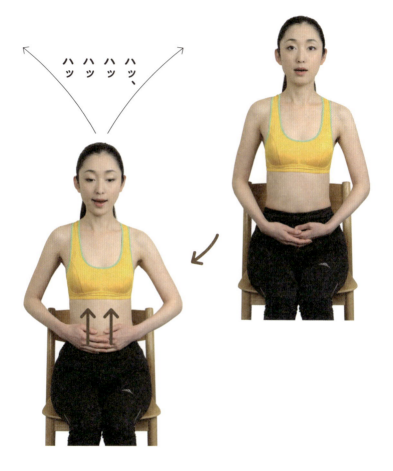

下腹の脂肪を上げるイメージで行うと、シェイプアップ効果が期待できます。ただし、あまり頑張りすぎないこと。

オプフリ（腸マッサージ）④
ナアウ（丹田） Na'au

丹田はピコ（へそ）から指2本下にあるエナジースポットで、第2チャクラ（25ページ）と重なり合います。

ここに集まったエナジー＝マナ（氣）が体内に循環していくことで生命力が高まり、気力・体力が充実しますが、現代人の多くはストレスでこの一帯が硬直化し、マナがうまく循環できずにいます。

便秘に悩む人が多いのも、丹田のエナジーが滞っているため。

丹田を起点にしながらお腹全体をマッサージしていき、内臓全体にマナをまわしていきましょう。毎日続けていくことで便秘が改善され、落ち込みやすい人は感情が安定してくるでしょう。

詳しいやり方は42ページを参照してください。

図13 ナアウ(丹田)を起点に大腸をぐるりと一周

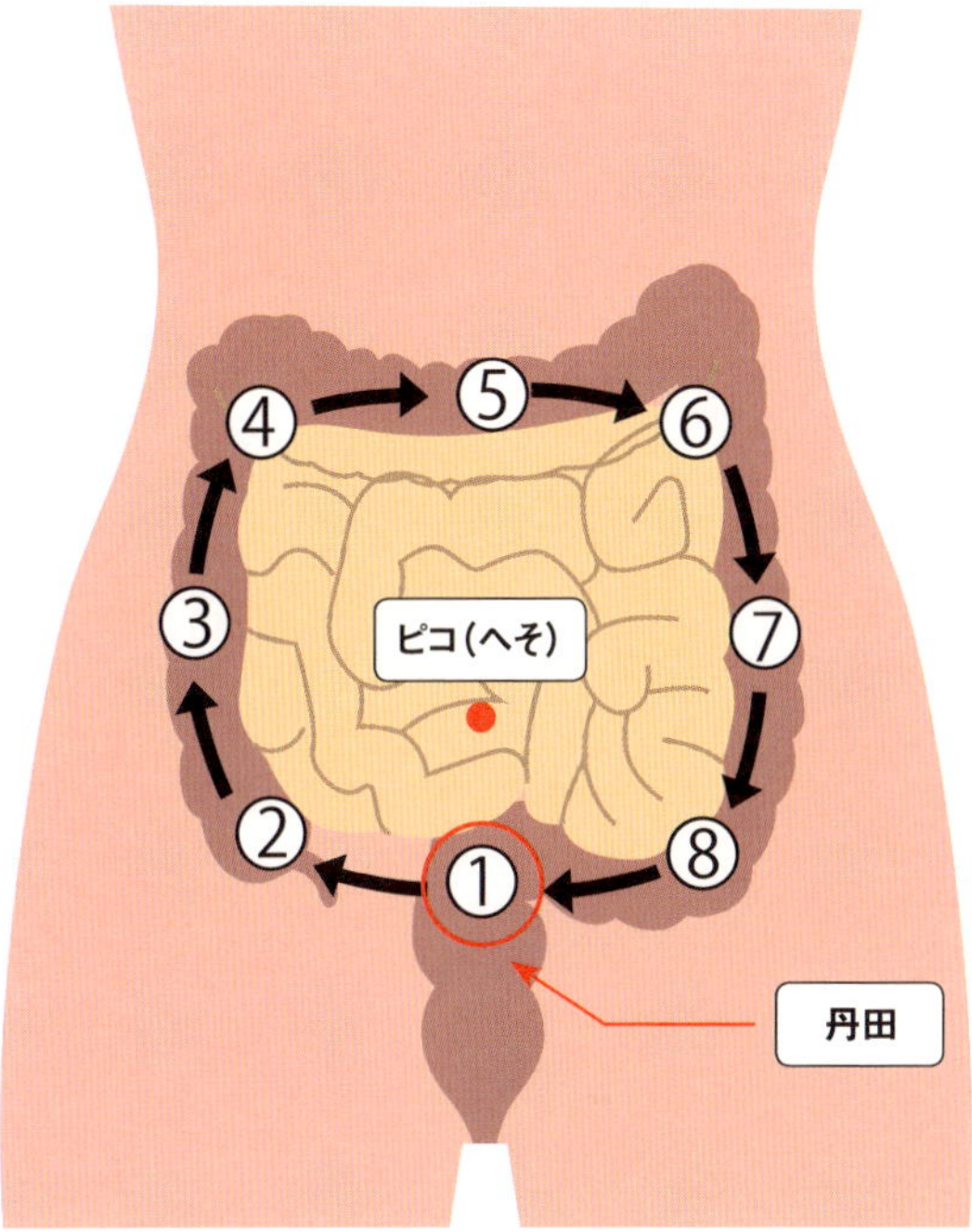

ピコ（へそ）から指２本下（約５㎝）のところにある丹田（①）を起点に、大腸を一周するようにマッサージしていきます。

①丹田	⑤真上
②右斜め下	⑥左斜め上
③右真横	⑦左真横
④右斜め上	⑧左斜め下

※それぞれの場所をマッサージしていきます。

ナアウ（丹田）のマッサージ

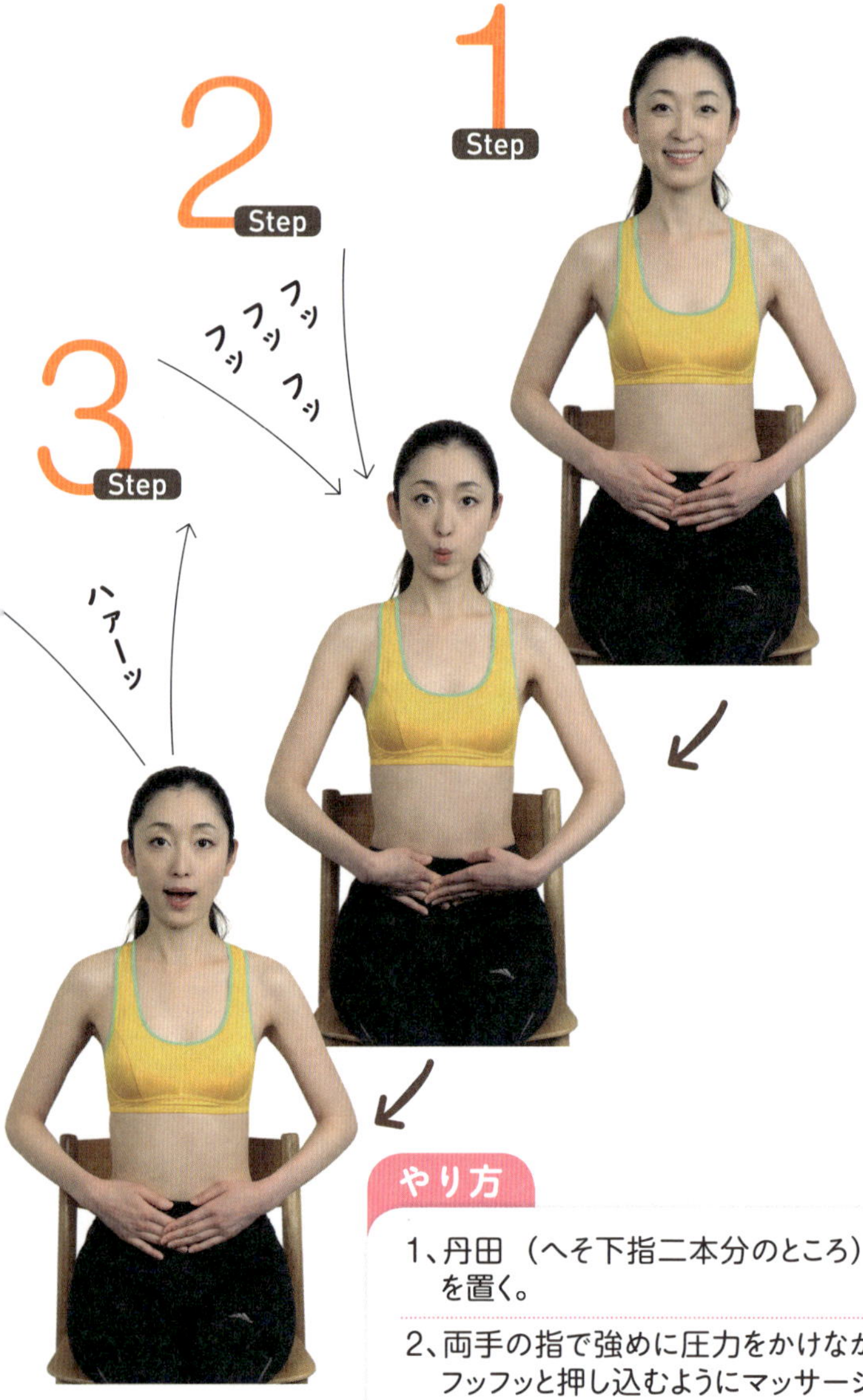

やり方

1、丹田（へそ下指二本分のところ）に両手を置く。

2、両手の指で強めに圧力をかけながら、フッフッフッフッと押し込むようにマッサージしていく（4カウント）。

3、最後にハーッと息を吐き出す。

＊以上が１セットになります。

図14-1

Step 4

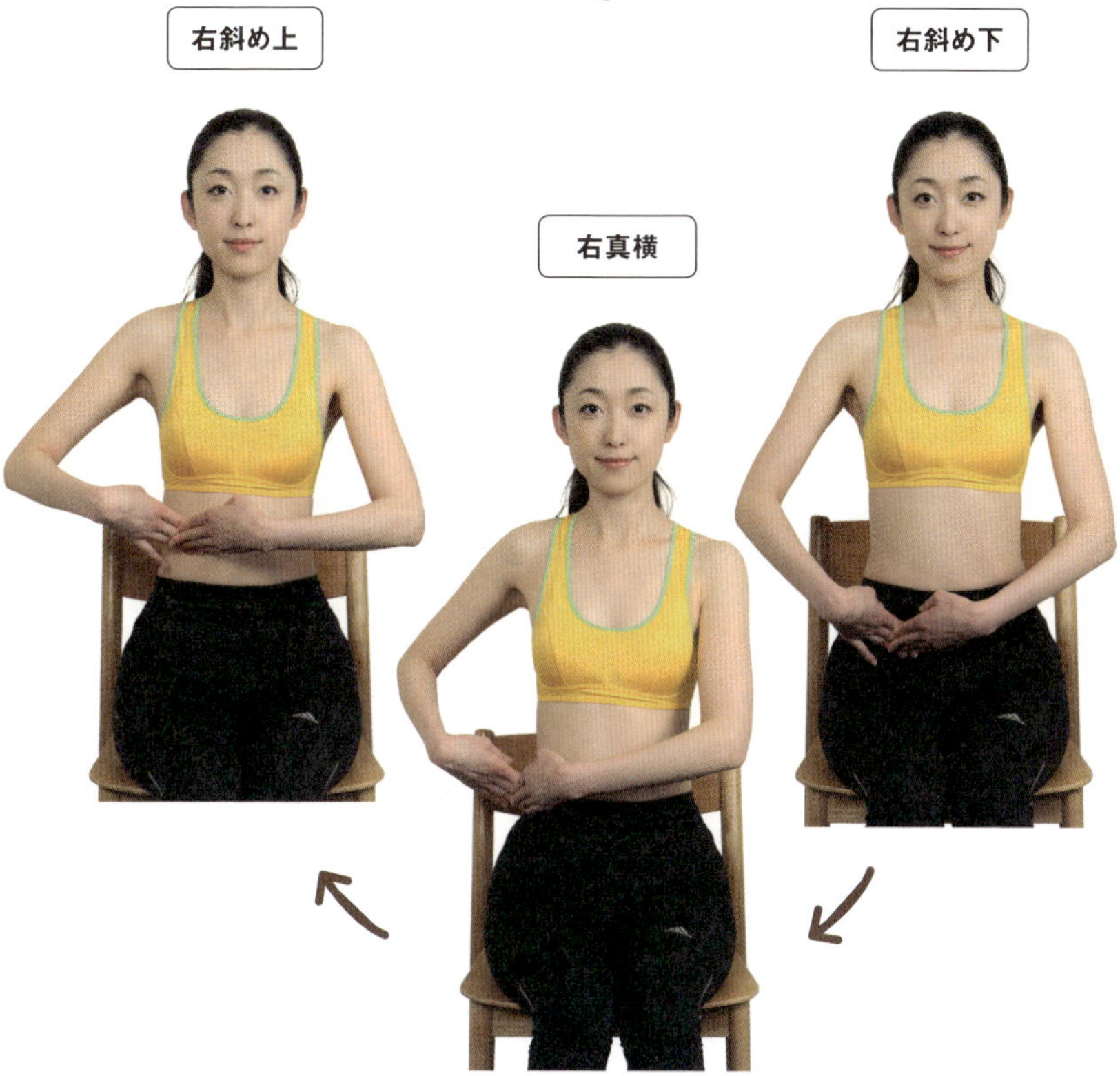

やり方（続き）

4、お腹を8分割したうちの（41ページ参照）、右斜め下→右真横→右斜め上を、前ページの1〜3の行程で同様にマッサージする。

＊押し込む時の強さは、体型に応じて加減しましょう。

5 Step

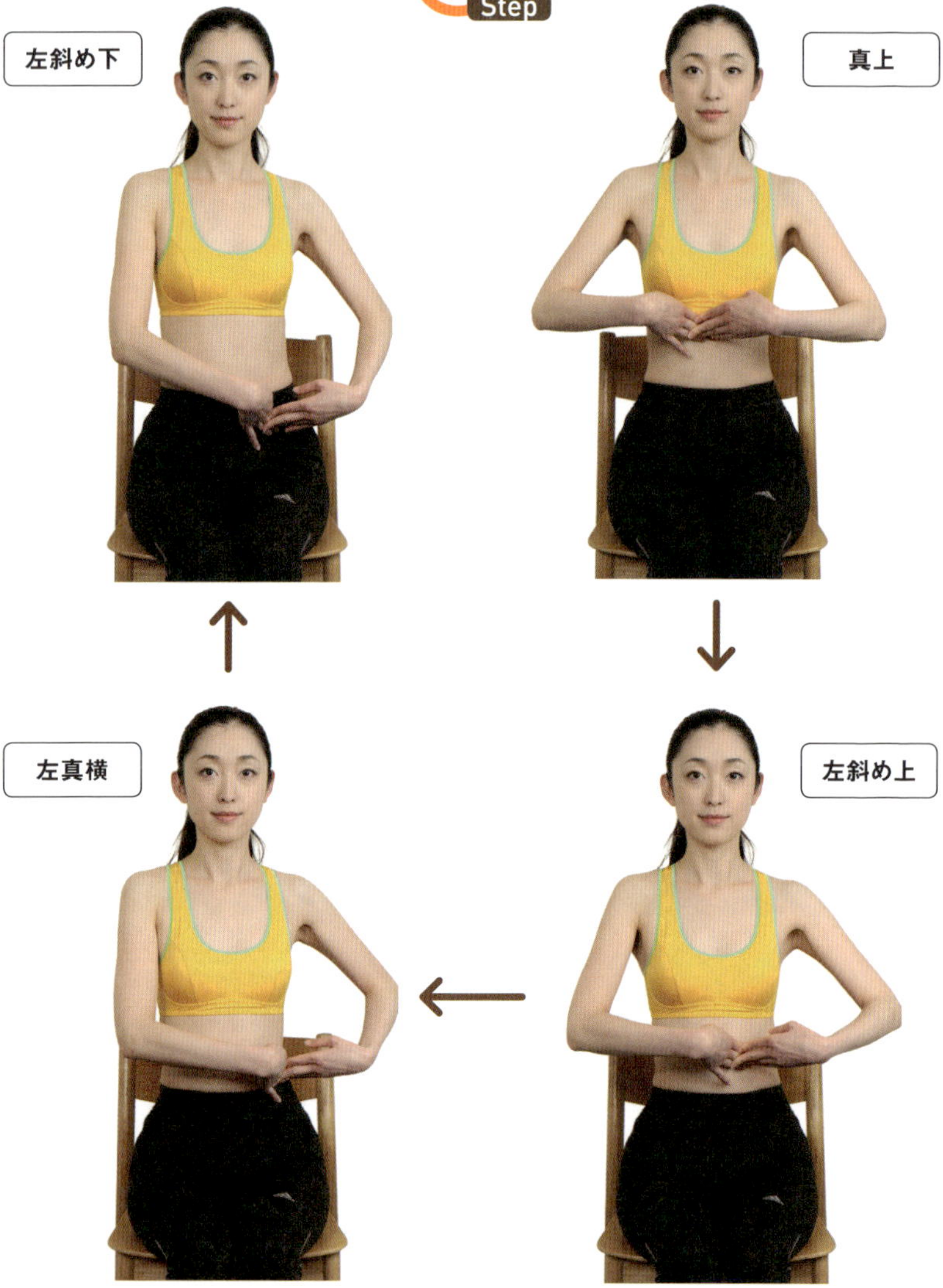

図14-2

6 Step

ステップ1～5は大腸のマッサージで便秘を解消し、腸内環境を整える効果が、ステップ6の小腸のタッピングは免疫力を高める効果が期待できます。お腹全体にエナジーがめぐるようになることで、心も体も元気になっていくのです。

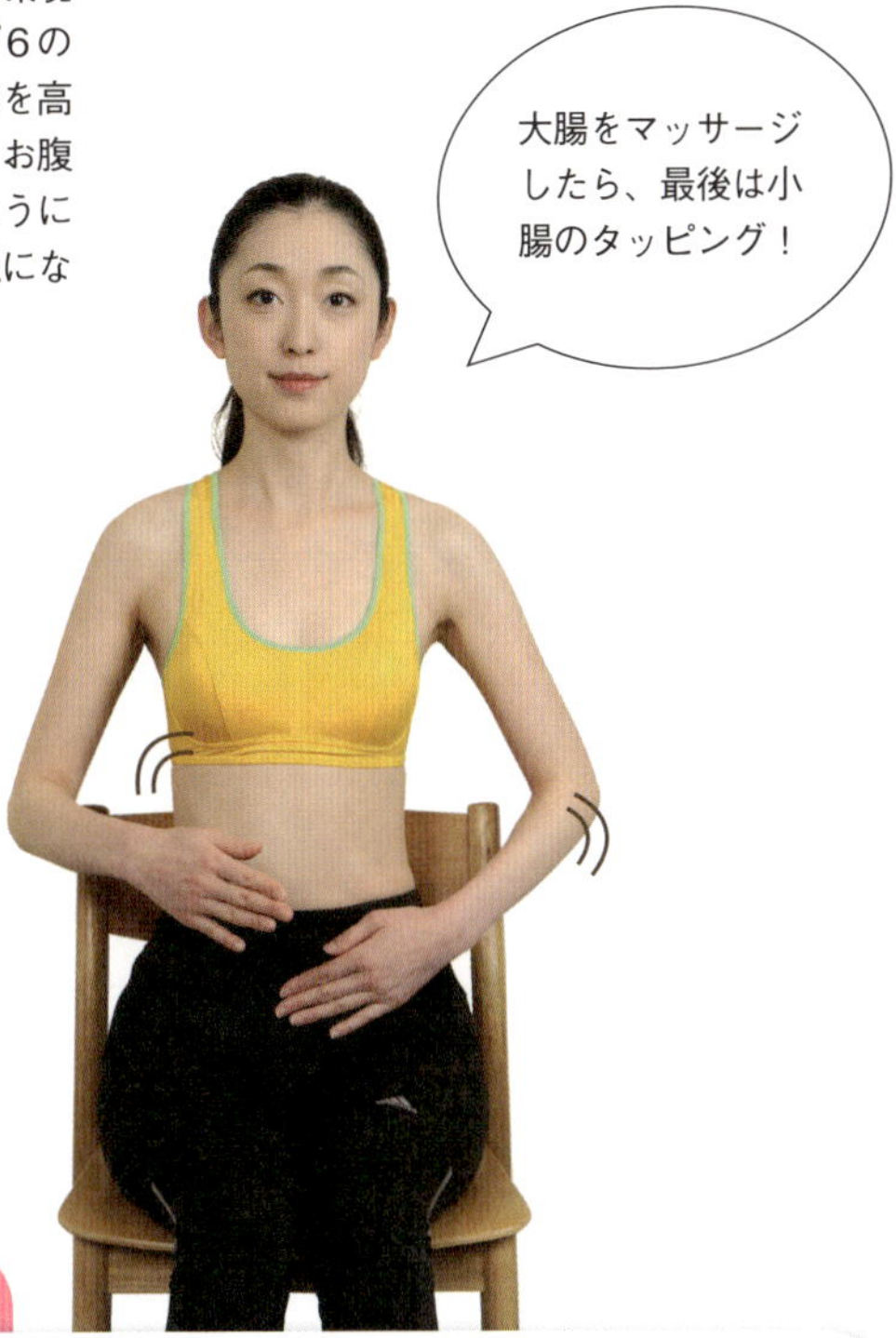
大腸をマッサージしたら、最後は小腸のタッピング！

やり方（続き）

5、前ページに引き続き、真上→左斜め上→左真横→左斜め下を、42ページの1～3の行程でマッサージする。

6、ピコ（へそ）のまわり（小腸部分）を指の腹を使って時計回りにタッピングし、刺激を与える。

オプフリ（腸マッサージ）⑤
マナ（氣）の調整

オプフリのエクササイズの最後に、お腹全体にマナがめぐっていくよう氣の調整を行っていきましょう。

次ページにあるように、息を吐きながら①右下から右上へ、②右上から左上へ、③左上から左下へ、お腹を優しくマッサージし、最後に右下に戻ることで大腸にマナをめぐらせていきます。

マナ（氣）の調整が目的なので、指を強く押し込まず、ゆっくり呼吸をしながら行うようにしてください。

大腸の管にマナが流れていく様子をイメージしていくと、ナアウ（丹田）のエクササイズ（42ページ）の効果がより高まるでしょう。

詳しいやり方は48ページを参照してください。

図15 腸にマナをめぐらせよう

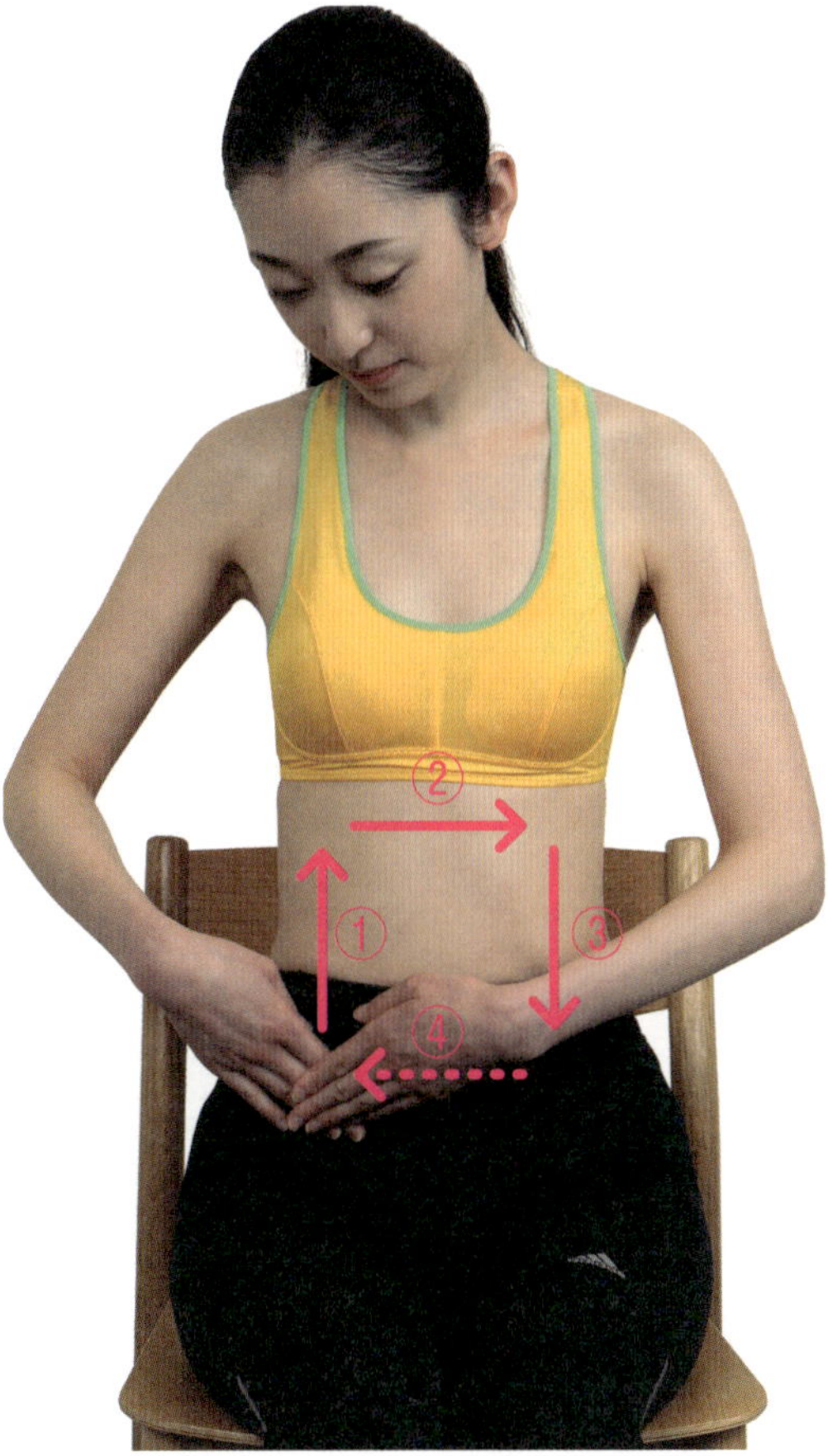

お腹は目には見えないエナジーを取り入れる大事な場所。元気に生きていられることを感謝し、優しくいたわる気持ちで接していきましょう。

マナ（氣）の調整

1 Step

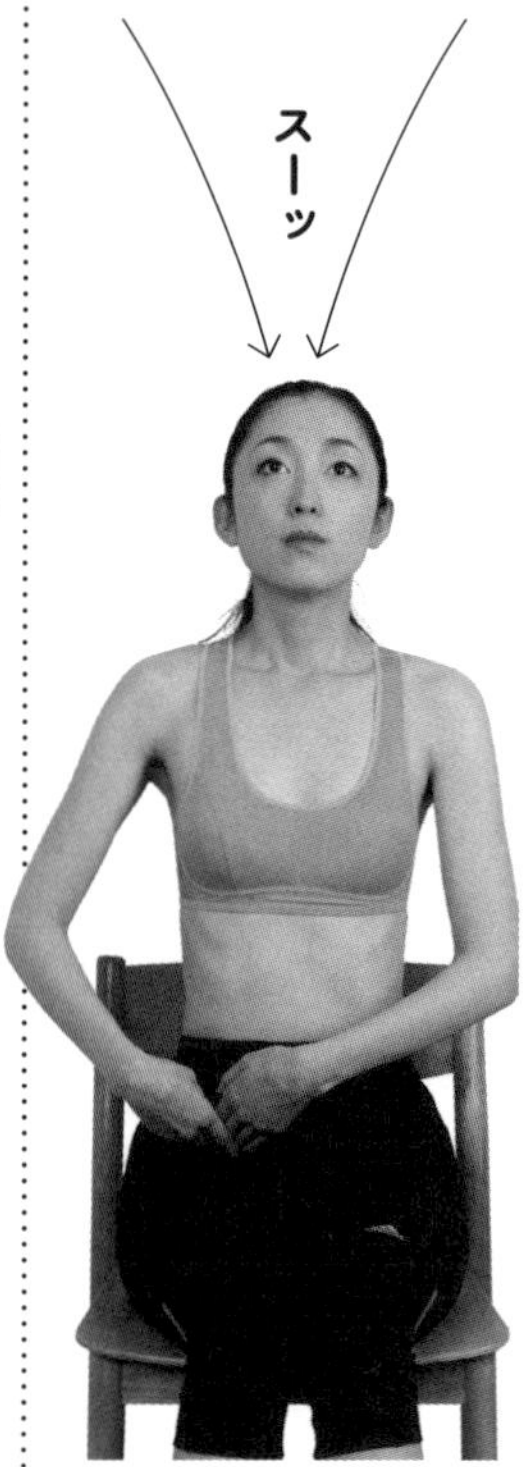

2 Step

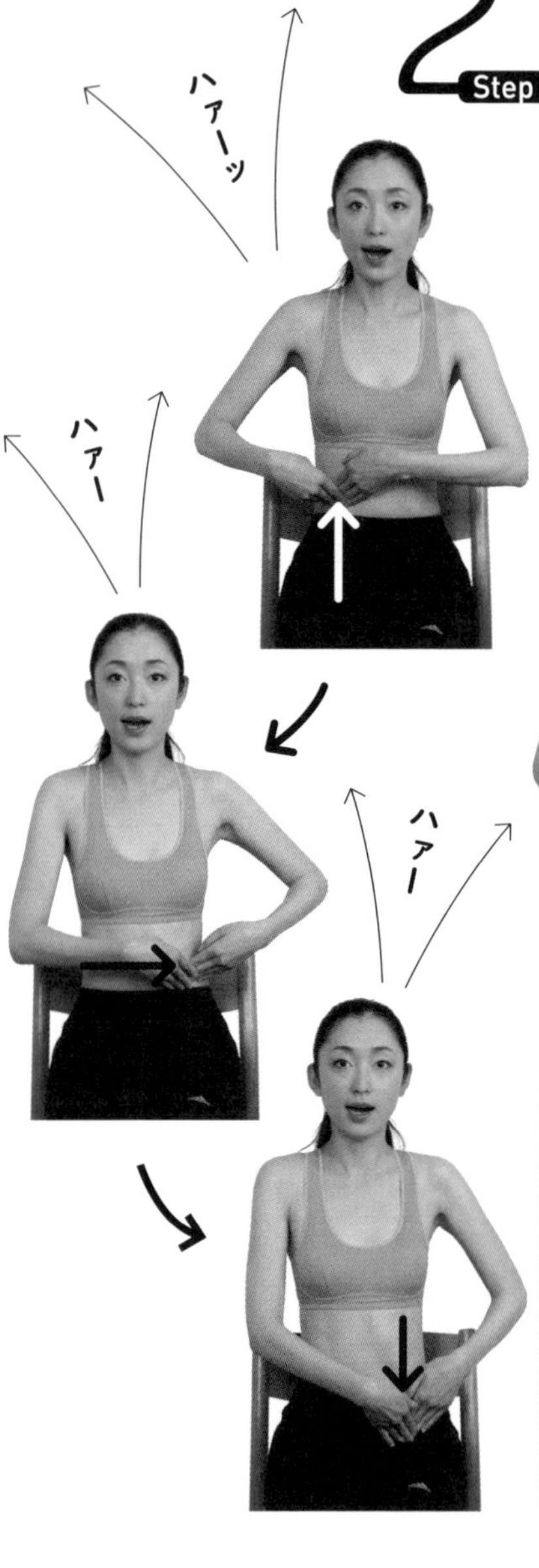

図16

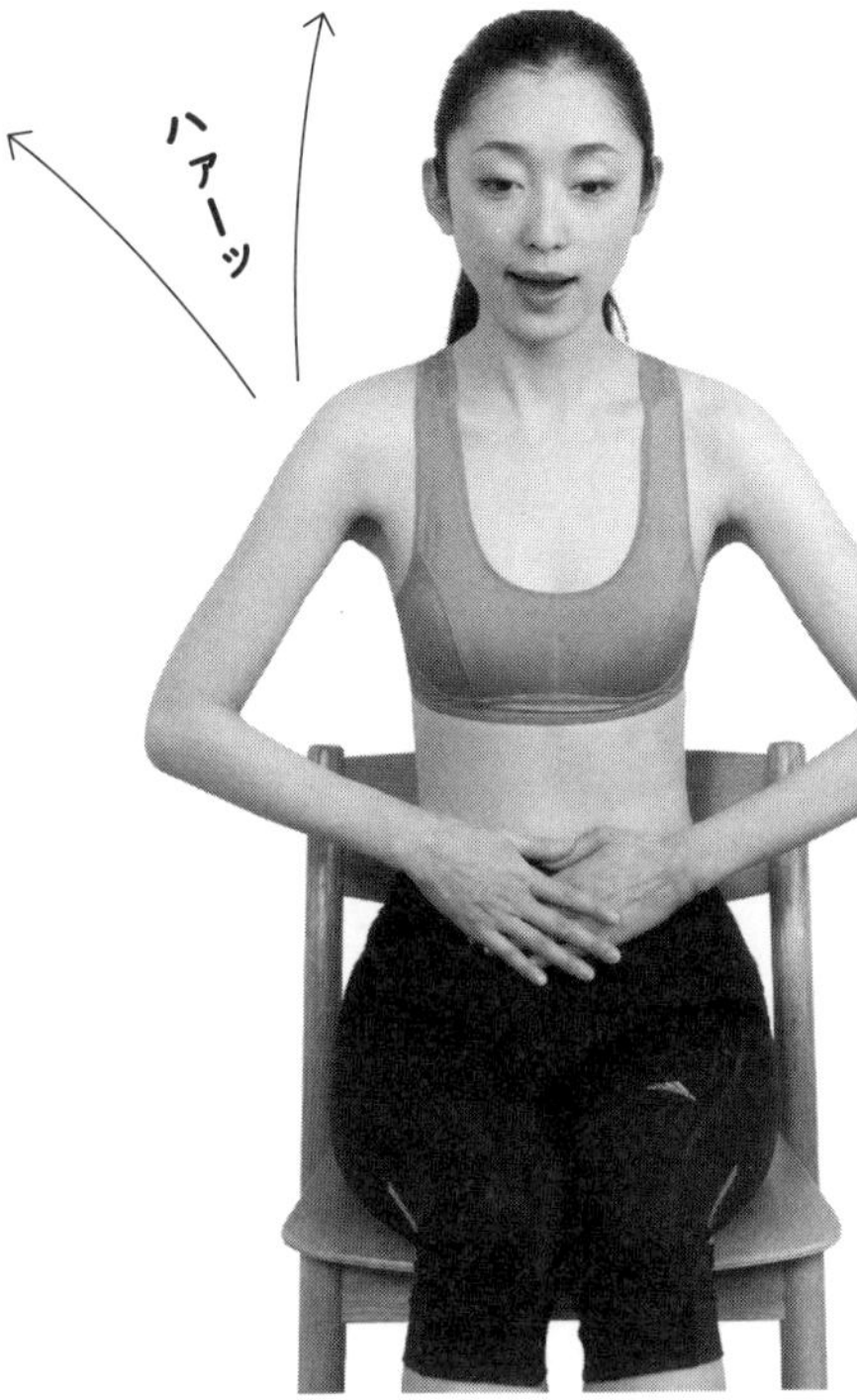

Step 3

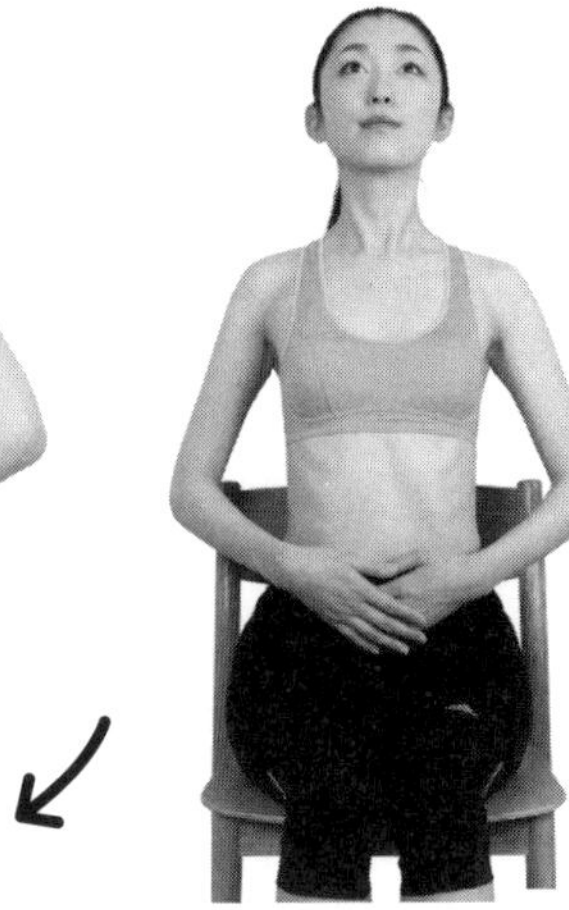

やり方

1、お腹に手を当てて、スーッと息を吸い込む。

2、息を吐きながら、手のひら全体を使ってさするように、右下→右上→左上→左下と、大腸の管の流れに沿ってマッサージする。

3、へそに両手を当て、鼻からゆっくり息を吸い、口からハーッと吐く。

＊1～2を4回繰り返し、大腸の流れを整えたのち、3の呼吸に入ります。

クールダウン 1

浄化呼吸

オプフリのエクササイズを一とおり行った後は、体全体をポジティブなマナ（氣）で満たす、次の「浄化呼吸」を行いましょう。

1 Step

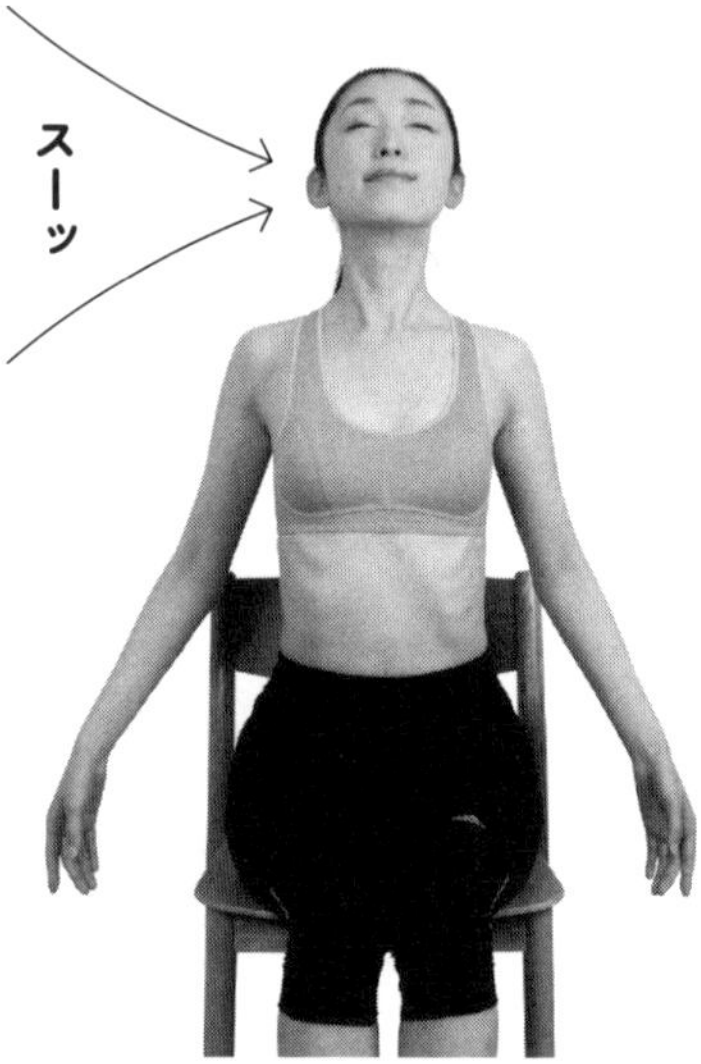

やり方

1、美しいもの、明るいもの、キラキラしたものをイメージしながら、体いっぱいに息を吸い込む。

2、体のなかのいらないもの（老廃物、ネガティブな感情など）を黒い煙のようにイメージしてハーッと吐き出していく。

3、息を吐き切ったら、ピコ（へそ）に意識を集中させ、普通の呼吸に戻す。

＊4セット繰り返す。
＊自然の中で行うとより効果的です。

図17

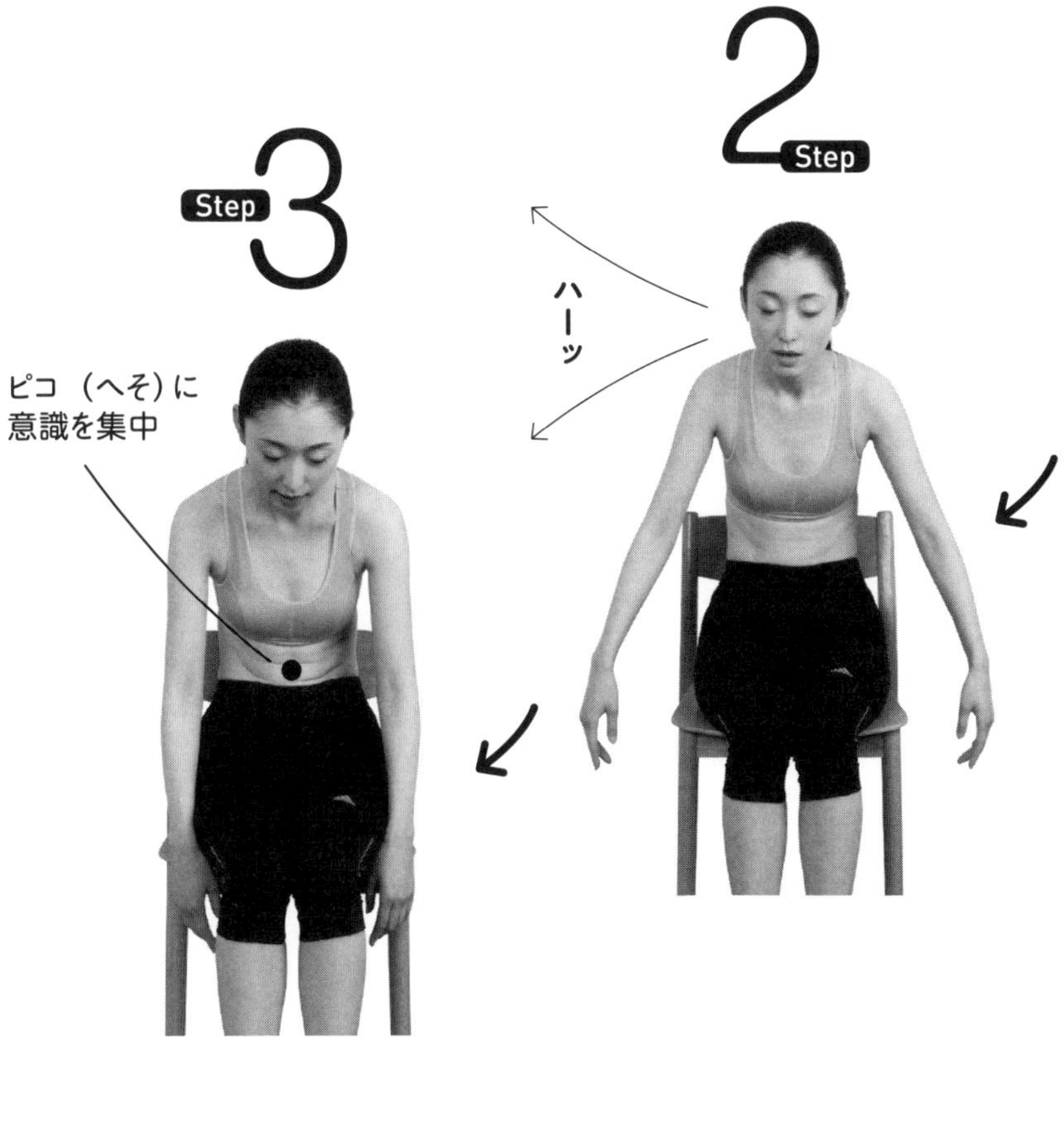

浄化呼吸を続けていくと、吐く息がだんだん透明になっていくのがイメージできるようになります。最後は、吸う息も吐く息もすべて美しい光に変わり、光で体じゅうが満たされているのをイメージします。

クールダウン❷

肩や腰のストレッチ

Step 1

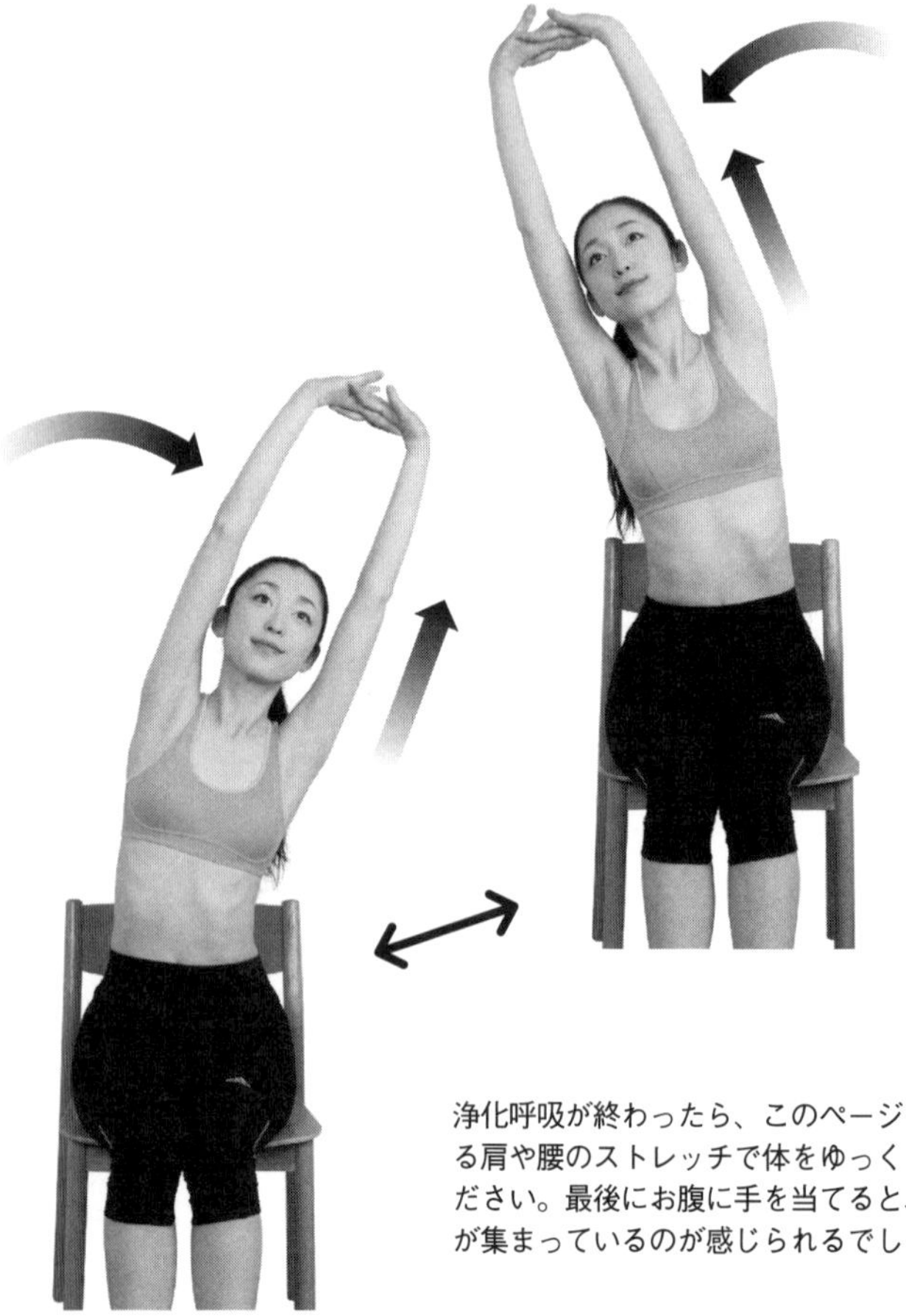

浄化呼吸が終わったら、このページで紹介している肩や腰のストレッチで体をゆっくりほぐしてください。最後にお腹に手を当てると、マナ（氣）が集まっているのが感じられるでしょう。

図18

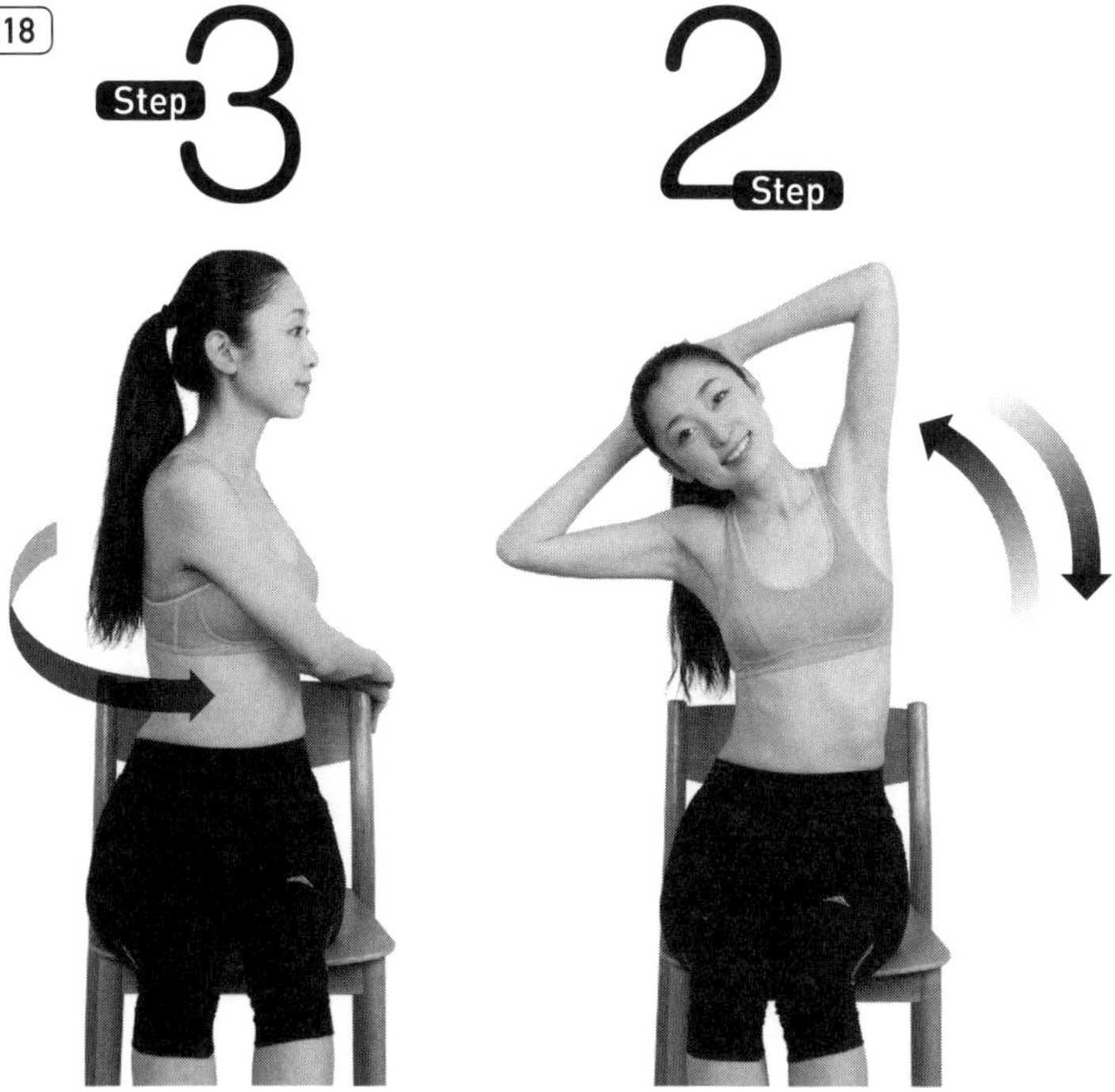

やり方

1、両手を組んで上に向かって反らせたまま、上半身を左右にゆっくり動かす。

2、両手を頭の後ろで組み、同様に上半身を左右にゆっくり動かす。

3、椅子の背もたれに手をかけ、腰を左右にひねる。

＊それぞれリラックスできる回数で行いましょう。

仰向けに寝て行う場合の注意点

日本初公開の「セルフ・オプフリ」、いかがだったでしょうか？

エクササイズの手順を覚えたら、就寝前などに一つひとつのエクササイズを仰向けに寝た状態で行う習慣をつけていくといいでしょう。

仰向けに寝た際に両膝を立てるとお腹がゆるみ、エクササイズが行いやすくなります。ここではオプフリのエクササイズ中心で、ウオーミングアップとクールダウンは省略して構いません。

毎日続けていくと、こわばっていたお腹がやわらかくなり、朝起きた時の体の軽さが変わってくるのが実感できるはず。便秘になりにくくなり、日常のイライラが減っていきます。疲れている時などは眠ってしまっても構いませんが、お腹をマッサージする習慣はつけるようにしましょう。

図19 仰向けに寝た状態でオプフリにトライ

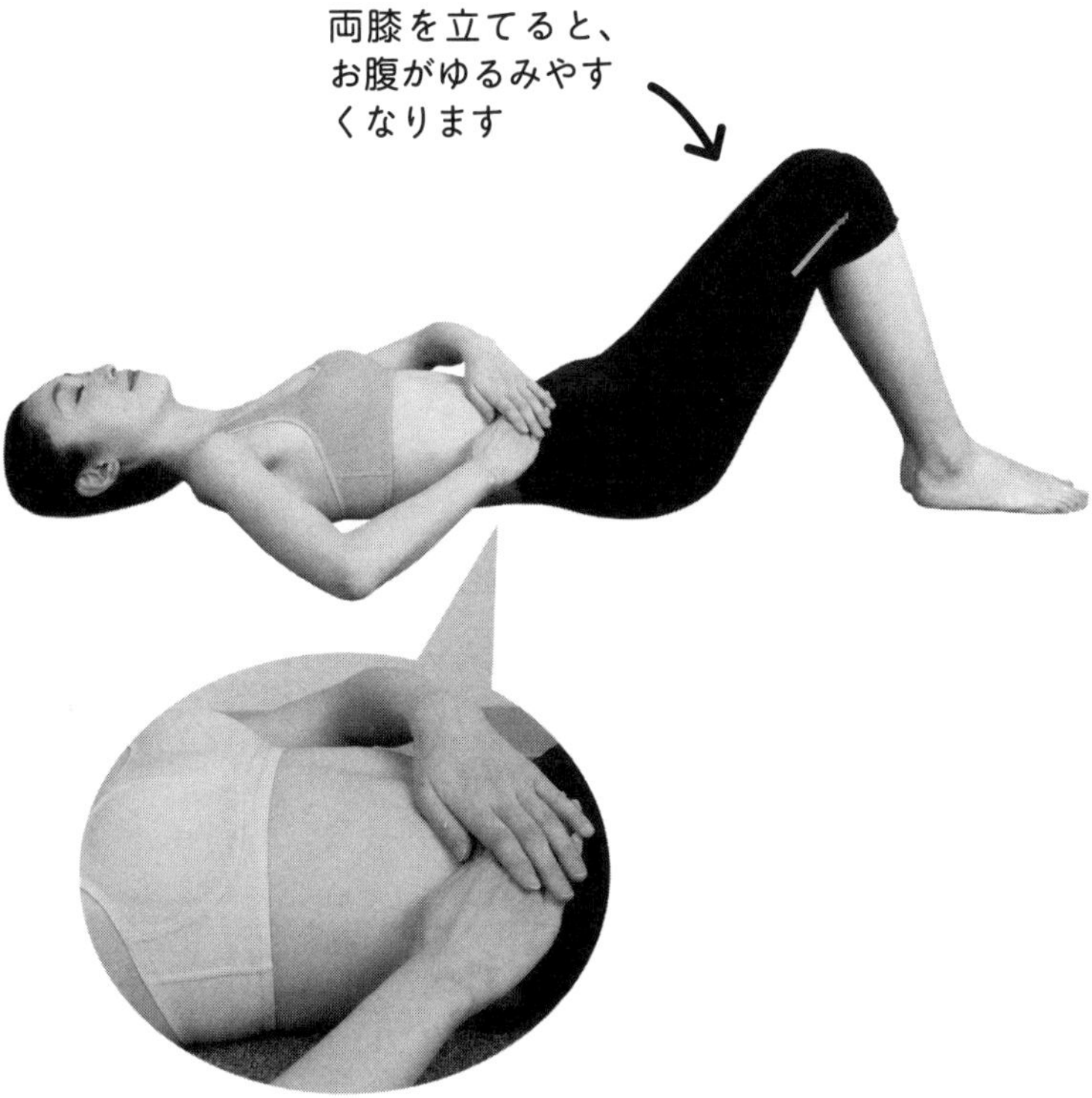
両膝を立てると、
お腹がゆるみやす
くなります

これまでのレッスンを覚えたら、仰向けに寝た状態で行ってみましょう。座った状態より、より深く、よりリラックスした状態でマッサージできます。

one point 1

オプフリは「ロミロミ」の一部

その昔、「ロミロミ」という言葉は、お腹のマッサージのことを示していたと言われています。

現代では、このお腹をマッサージする技法が「オープーフリ」または「オプ・フリ」と呼ばれています（本書では発音しやすいように「オプフリ」と表記しています。詳しくは171ページ参照）。

古代ハワイアンは、胃の位置がずれることによって、そこから続く宇宙とつながる腸の働きに影響を及ぼすと考えました。

ですから、腸の働きを助けるために「お腹全体をマッサージする」ことが、「ひっくり返った胃（オプフリ）を元に戻して、腸の働きを活発にする治療」＝「オプフリの施術」と呼ぶようになったのです。

オプフリは、一般的なマッサージとは求めるものがちがっていました。

この本の冒頭でお伝えしたように、オプフリは古代ハワイアンの間に受け継がれてきた、心と体と精神と感情のバランスを整え、健康でしあわせになるためのヒーリング・メソッドにあたるからです。

現在、ヒーリングの総称としてロミロミと呼ばれている施術には、肉体のコリやゆがみを整えるマッサージ療法だけでなく、

・薬草を使って症状をやわらげる「ラーアウ・ラパアウ」
・現代の整骨やカイロプラクティックにあたる「ハイハイ・イヴィ」
・精神の浄化を行う「ホオポノポノ」
・浣腸によるデトックスの「ウピ」
・放血で毒素を出す「オオ」
・潜在意識を癒す「ハーウプウプ」
・祈りによって波動を整える「ラーアウ・カーヘア」

one point 1

・対面カウンセリングの「クカクカ」
・遠隔ヒーリングの「オオ」
・ストレッチでリンパの流れを整える「ハーキコウ」

など自然療法や予防医学にも通じるさまざまな施術が含まれています。古代ハワイアンにとっては、まさにホリスティックな総合医療がロミロミなのだとわかるでしょう。

オプフリの実践にあたって、その背景にある古代ハワイアンの叡智を知っていくことは、とても大事なことです。

第2章

腸をキレイにすることで宇宙とつながる

カフナが継承してきたハワイ伝統のヒーリング・メソッド

太平洋のほぼ中央に位置するハワイ諸島は、大小100以上の島々で構成されている、自然の恵み豊かな癒しの島です。

ハワイ島、**マウイ島**、**ラナイ島**、**モロカイ島**、**オアフ島**、**カウアイ島**、**ニイハウ島**という主要な7つの島が、それぞれ異なる気候風土のなか、この地で暮らす人、訪れる人を癒してきました。

7つの島が一列にならんでいるため、**7つのチャクラ**（25ページ）と重ね合わせ、そこに副チャクラのカホオラヴェ島を加えたハワイ諸島全体を一つのエナジースポットとしてとらえることもできます。

事実、どの島の大地にもマナがあふれ、大自然のパワーを惜しみなく与えてくれます。こうした豊かな恵みがこの地で暮らす人の心をおおらかにし、大自然の営みに感

**図20　7つの島が一列にならぶ
エナジースポット＝ハワイ諸島**

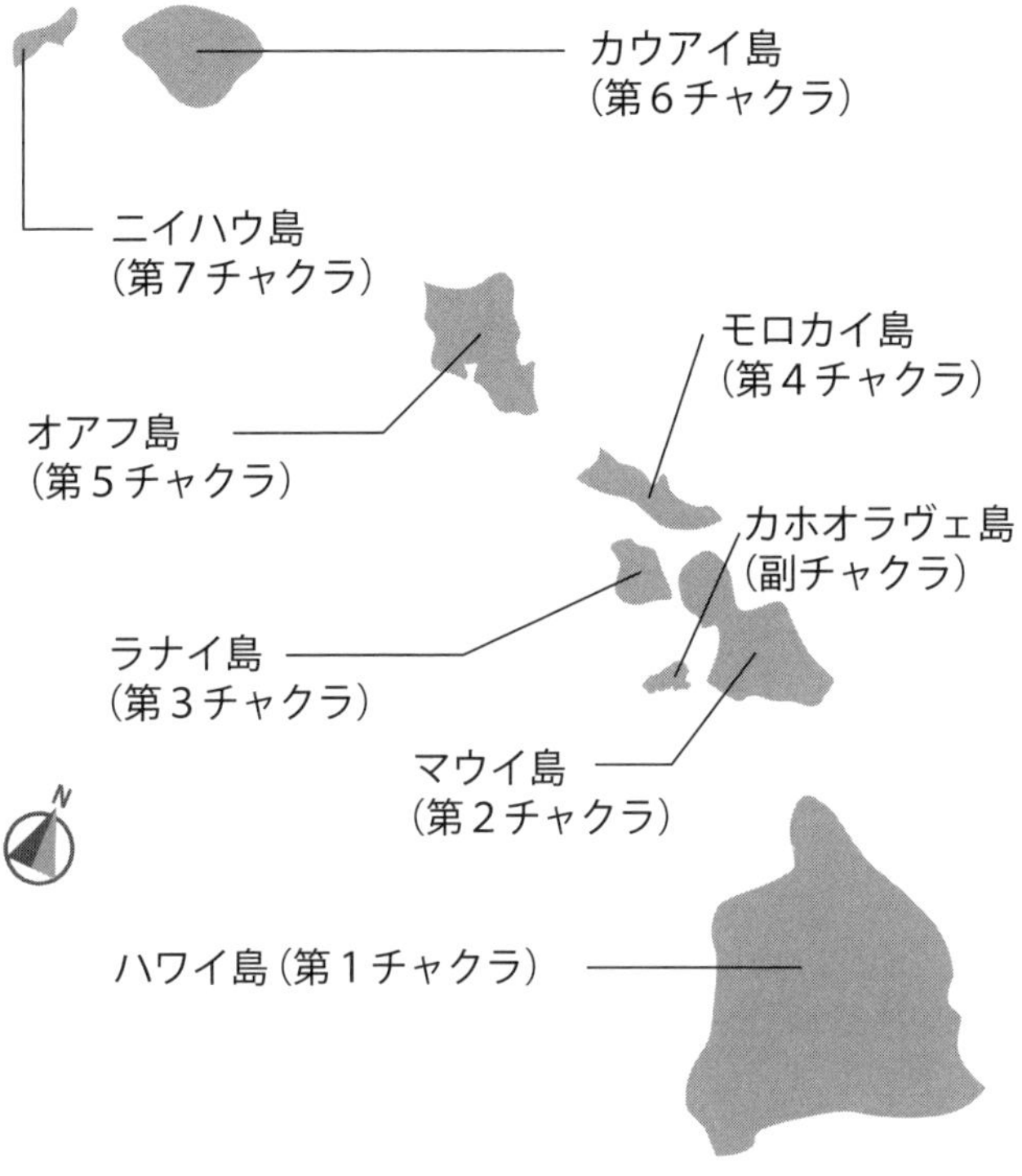

ハワイの主要な島を7つのチャクラと重ね合わせ、ハワイ全体をエナジースポットととらえることもできます。

謝する気持ちを育ててきました。ハワイがリゾート地として愛されてきたのも、それゆえでしょう。

自然とともに暮らしてきた古代ハワイアンが西洋文明と接触するようになったのは、18~19世紀以降です。

イギリスのキャプテン・クックが来航して以来（1778年）、徐々に西洋文化、とりわけキリスト教の影響を受けるようになり、ハワイ固有の伝統文化の多くが失われていきました。

ロミロミもまた、そうした失われた文化の一つでした。

ロミロミはハワイアン・ヒーリングの総称だと言いましたが、西洋医学が伝わる前は、お腹が痛いときに薬草をほどこす人、骨が折れたときに処置できる人など、島のあちこちにそれぞれの専門家がいて、助け合って暮らしていました。こうした専門家は**「カフナ」（Kahuna）**と呼ばれ、その知恵や技術が次の世代、また次の世代へと継承されていたのです。

筋肉をほぐし、マナの流れを整える

カフナが治療を行う際に重視していたのが、もむという技術でした。

どんな病気であっても、そこにはマナ（氣）の滞りがあり、体がバランスを崩すことで症状が現れるというのが、彼らのとらえ方でした。

それは、世界各地に伝わるさまざまなヒーリング、施術に共通するとらえ方と言えますが、**ロミロミでは、そのアンバランスによって起こる筋肉のコリやゆがみは、心のコリやゆがみと深いかかわりがあると考えます。**

ただ肩コリだけが存在しているわけではなく、何らかの原因でマナが滞ってしまうところに問題があるのです。

そのため、ロミロミはマッサージを通じて筋肉をほぐし、マナの流れを整えることで治癒に結びつけます。

もちろん、腸の流れが滞れば腸管の筋肉が硬くなります。**マナが流れなくなることでお腹の調子が悪くなり、便秘を起こしたり、感情が不安定になったり、心身のアンバランスが生まれます。**

古代ハワイアンは、お腹（腸）がとても大事な場所、聖域であることを現代人以上に理解していました。

オプフリは肉体的には腸のマッサージですが、こうしたマナの滞りを解消し、流れをもとに戻すことがいちばんの目的なのです。

直感はアウマクア（祖先の霊）からのメッセージ

古代ハワイアンは、すべてのものにマナが流れている、魂が宿っているという考え方を持っていました。

私たちの体にもマナは流れていますから、このマナは**内臓や骨、肉体的なものを超えたところでアウマクアという祖先の霊、目に見えないガーディアンエンジェル（守護霊）とつながっている**ととらえます。

こうしたアウマクアは、ウミガメ、フクロウ、トカゲ、タカ、タコなどの動物、サトウキビ、ココナッツなどの植物、海や岩石、虹や雨などに姿を変えて私たちに寄り添い、見守ってくれていると信じられていました。

アウマクアの化身は、**キノラウ（Kino Lau）**と呼ばれています。

もちろん、キノラウとして現れるだけでなく、**夢やインスピレーションを通してアウマクアのメッセージが届けられることもあります。**

困ったときに思わぬ助けが現れたり、とっさの判断で危険が回避できたりするのも、すべてアウマクアの導きによるもの。アウマクアとのつながりがあるからこそ、直感が働き、道が開けるととらえられていました。

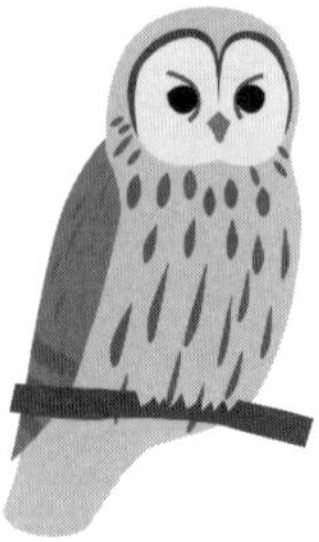

プエオ（フクロウ）

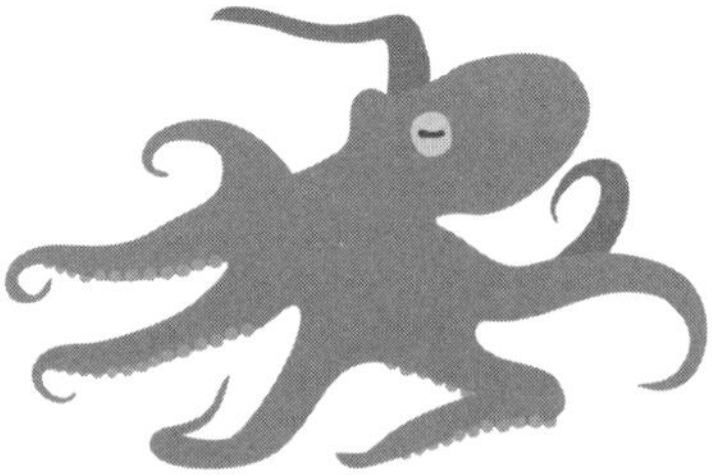

ヘエ（タコ）

祖先のスピリットであるアウマクアをオハナ（家族）として大切にし、キノラウを身近な存在として受け入れる心が、古代ハワイアンのライフスタイルとして深く根づいていたのです。

図21 生き物に姿を変えるアウマクア

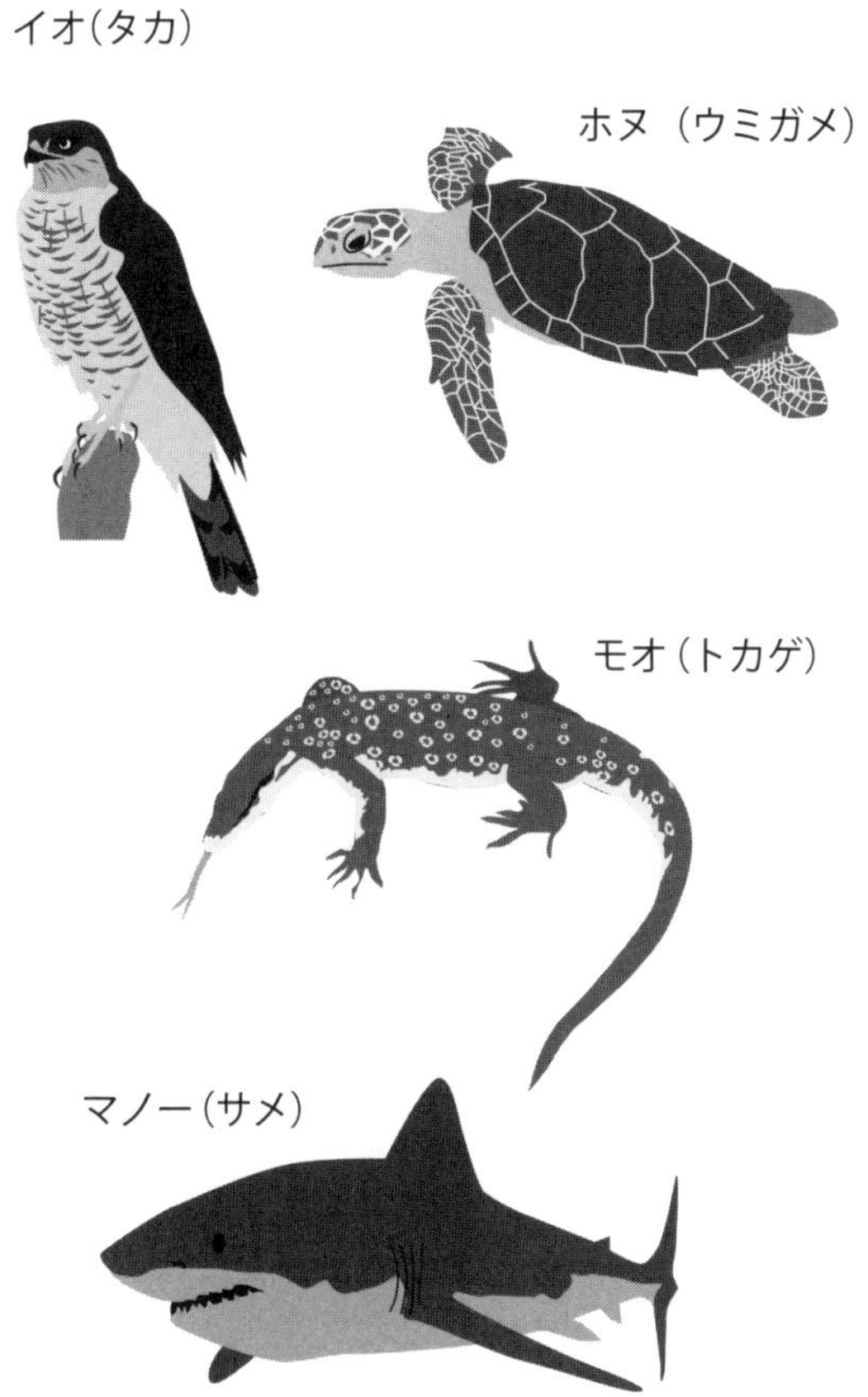

祖先の霊であるアウマクアは、身近な生き物に姿を変えてハワイアンの暮らしに寄り添ってきました。こうしたアウマクアの化身である生き物たちは、「キノラウ」と呼ばれています。

お腹で直感をキャッチするのはなぜ?

こうしたアウマクアがナアウ(お腹)を介して私たちとつながっていることは、すでにお伝えしてきたとおりです。

お腹には、消化管の要である腸、生殖器(子宮)、骨盤など、生命活動を営むための大事な器官が集まっています。

現代社会では、物事を理性的に判断する頭(脳)の働きが重視されますが、古代ハワイアンは、自然とともに暮らすライフスタイルを通して、生きる力を生み出しているお腹の力をまず体感していたのでしょう。

自然とつながり、そこから得られる情報を、彼らはしあわせに生きていくためのよりどころにし、敬ってきたのです。

アウマクアから届いた直感は、ピコ（へそ）というアンテナで受信され、まずお腹に入ってきます。そのあとプウヴァイ（胸）やマナオ（頭）とつながり、感情や思考が加わることで一人ひとりの思いがつくられていきます。

私たちはそうやって誰もが同じように感じたことを思いや言葉、行動に変えているわけですが、世の中にはすぐに悩んでしまう人もいれば、迷いなく決断し、行動できる人もいます。

同じ体を持っているはずなのに、どこでちがいが出るのでしょうか？

古代ハワイアンは、**お腹に届いた直感がまず胸（ハート）に伝わり、嬉しい、悲しい、苦しいといった感情とつながるととらえました。そうした心の反応を論理的にとらえるのが頭（マインド）です。**

お腹と胸と頭は連動しているため、行ったり来たりしながら会話し、そのなかで思いが生まれ、言葉に変わっていきます。このやりとりがスムーズにいかないと迷いが生まれ、自分が何をしたいのかわからなくなります。

大事な選択には「頭の声」より「お腹の声」が大事！

例えば、**「頭の声」**が強くなると理屈ばかりが先立って、思いやりや優しさが失われます。世の中では頭のいい人が優秀なように思われがちですが、優しさや柔軟性に欠けていれば、満たされない思いが湧いてくるでしょう。

もちろん、感情（心・ハート）に振り回されても判断を誤り、自分を見失ってしまうことがあるはずです。

頭も心も人生の歩みに大事なものですが、その大元に**「お腹の声」**があることを忘れてしまってはいないでしょうか？

それがあなたの本心や本音であり、古代ハワイアンはこれを**「ウニヒピリ」**と呼びました。ウニヒピリはアウマクアと言う、肉体を超えたもっと大きなマナの世界とつ

郵 便 は が き

お手数ですが
62円分切手を
お貼りください

1 7 0 - 8 4 5 7

東京都豊島区南大塚
2-29-7
KKベストセラーズ
書籍編集部行

おところ 〒

Eメール @ TEL ( )

(フリガナ)
おなまえ

年齢 歳
性別 男・女

ご職業
会社員
公務員
教 職(小、中、高、大、その他)
無 職(主婦、家事、その他)
学生(小、中、高、大、その他)
自営
パート・アルバイト
その他( )

愛読者カード

このハガキにご記入頂きました個人情報は、今後の新刊企画・読者サービスの参考、ならびに弊社からの各種ご案内に利用させて頂きます。

●本書の書名

●お買い求めの動機をお聞かせください。

1.著者が好きだから　2.タイトルに惹かれて　3.内容がおもしろそうだから
4.装丁がよかったから　5.友人、知人にすすめられて　6.小社HP
7.新聞広告(朝、読、毎、日経、産経、他)　8.WEBで(サイト名　)
9.書評やTVで見て(　)　10.その他(　)

●本書について率直なご意見、ご感想をお聞かせください。

●定期的にご覧になっているTV番組・雑誌もしくはWEBサイトをお聞かせください。
(　)

●月何冊くらい本を読みますか。
(　冊)

●本書をお求めになった書店名をお聞かせください。
(　)

●最近読んでおもしろかった本は何ですか。
(　)

●お好きな作家をお聞かせください。
(　)

●今後お読みになりたい著者、テーマなどをお聞かせください。

ご記入ありがとうございました。著者イベント等、小社刊行書籍の情報を書籍編集部HP(www.kkbooks.jp)にのせております。ぜひご覧ください。

図22 **古代ハワイアンの考え方**
「まず、“お腹の声“に耳を傾けよう」

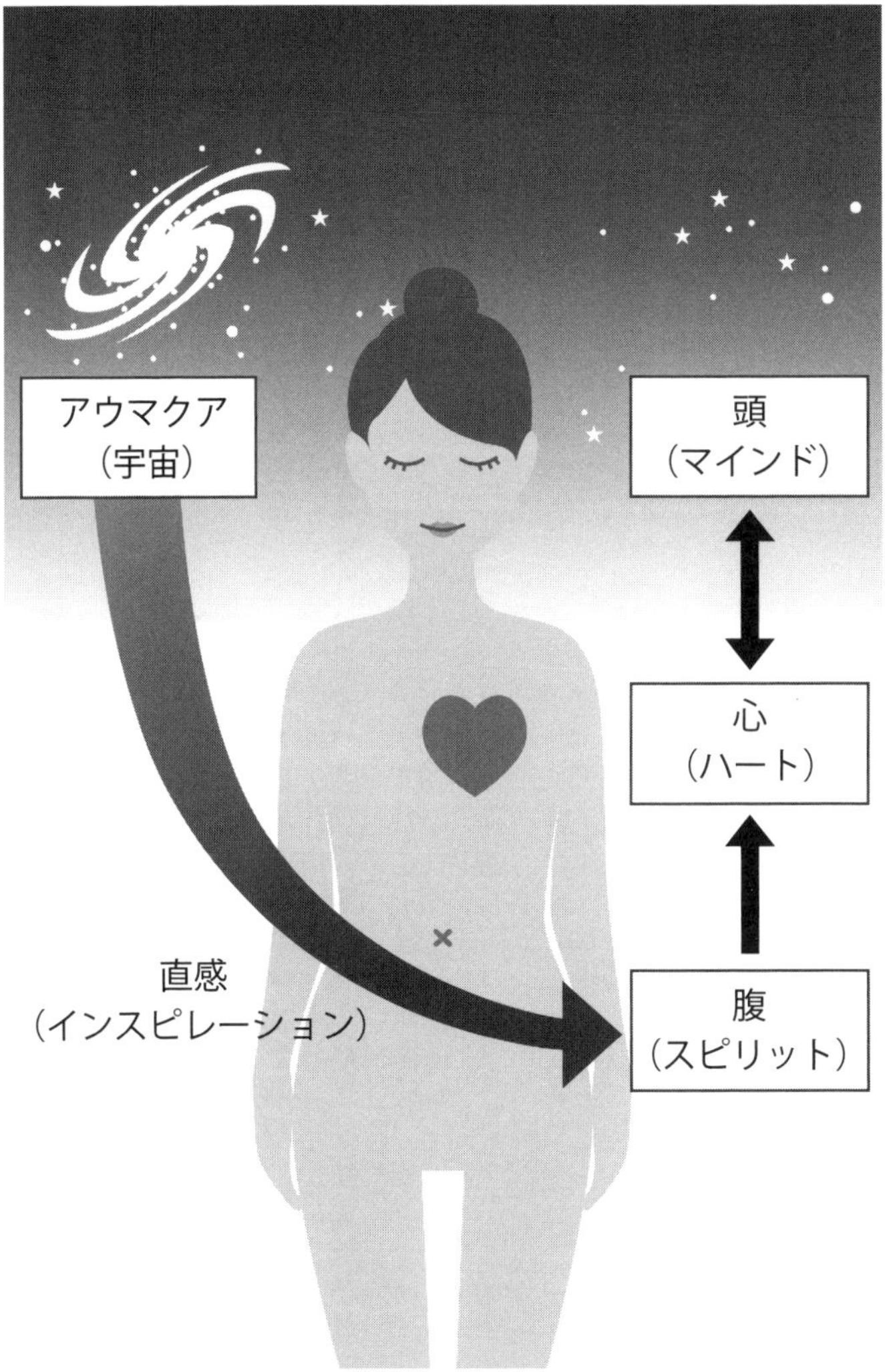

あなたの本音や本心はお腹に宿り、アウマクア（宇宙）と一つにつながっています。乱れた食事や不摂生などで腸のケアを怠っていると、「お腹の声」が聞き取りにくく、感情が不安定になります。

ながっています。

ウニヒピリを理解して、本来の自然体の自分に戻ることで、宇宙の源とつながることができるようになります。

一方、頭から心に降りてくる理性的な声は「ウハネ」と言います。

ストレスがたまったり、食生活が乱れたりするとお腹のマナが滞り、アウマクアからの直感がうまくキャッチできなくなります。お腹の声＝ウニヒピリが見失われてしまうのです。ウハネだけで大事なことを判断しなくてはなりません。

自分が何を望んでいるのか？　どこに進みたいのか？　大元の気持ちがつかめないのは、とてもつらいことです。

お腹（腸）という場所がいかに大事かがわかるでしょう。

いつも直感がキャッチできるクリアーな体をつくろう

もちろん、ストレスがたまってお腹の調子が悪くても、インスピレーションがまったく湧かないというわけではありません。

優れたリーダー、経営者、スポーツ選手のなかには、たとえ体調が悪くても、大事な判断が求められるとき、ネガティブなものに打ち勝って直感を瞬時に引き出せる人も確かにいます。

お腹のマナが滞っている状態は、たとえて言えば、厚い雲が立ち込め、光が遮られているような状態です。

それでも、才能のある人は雲の向こうの太陽の光を信じてピンチを乗り越え、ここ一番で結果を出せたという経験があることでしょう。

それは一種の気合のようなもので、一瞬宇宙の波に乗ることができたと言えるかもしれませんが、いかなるときでも自然体で才能を活かしきることができれば、より素晴らしいと思いませんか？

言い方を変えれば、自分ひとりの力で努力をするのではなく、大自然のパワーを味方にして、ただその流れに乗るだけで何もかもがうまく行くように周波数を変えればよいということです。

いつも空が雲に覆われどんよりしているより、ハワイのように太陽が輝き、自然の恵みがつねに感じられるほうが心地よく生きられ、思う存分に能力を発揮していけるはずです。

特別な時だけでなく、アウマクアとつねにつながり、自分に必要な情報が引き出せるように、体をクリアーな状態に整えておくことが大切です。そうすれば、ピンチがあってもラクに乗り越えられ、より大きな自信が得られるでしょう。

お腹を大事にし、日頃から体をケアしていくことは、生きる自信を得るための土台でもあるのです。

日本人は「本音」と「建前」、ハワイアンは？

本音と建前という言葉がありますが、古代ハワイアンにとっては、**「本能」のウニヒピリと「理性」のウハネ**ということになります。

アウマクアからの直感をスムーズに受け入れると、ウニヒピリは、本音を素直に表現することができます。ウハネは、建前で自分を抑えることなく、ウニヒピリが自由に動けるように理性を与えます。

古代ハワイアンは、ウニヒピリとウハネとアウマクアが三位一体となって、自然体でバランスが取れていることが、健康を保ち、しあわせでいられる基本であると考えていました。

例えば、本音のなかには、「お腹が空いた」「眠い」「つらい」といった本能的な思いが混じっています。それは、とても子供っぽい感情だと思われていますが、大人になっても消えることのない、大切な感情でもあります。また、**幼い頃の体験の記憶を持つ、まだ成長しきれていないインナーチャイルド（幼い魂）も、ウニヒピリの一部です。**

こうしたウニヒピリの本能的な欲求をうまく処理し、「眠いけれど頑張ろう」と自分の言い聞かせるのが理性的なウハネの役割。

私たちは理性とのバランスを取りながら生活をしているわけですが、こうした連携もマナを介しています。つまり、二つの思いを調和させ、どちらかだけに一方的に偏らないようにするには、マナがつねに流れている必要があります。

このマナの流れをとりまとめている場所がナアウ（お腹）であり、**直感として情報を与えてくれるアウマクアは、ウハネとウニヒピリの関係を調和させ、正しい方向に導いてくれる存在です。**

宇宙が与えてくれるバランス感覚を磨き、その人が望んでいる方向に進んでいけるように支えてくれている健康としあわせの源なのです。

図23 古代ハワイアンが大切にするのは
頭の声（ウハネ）より、お腹の声（ウニヒピリ）

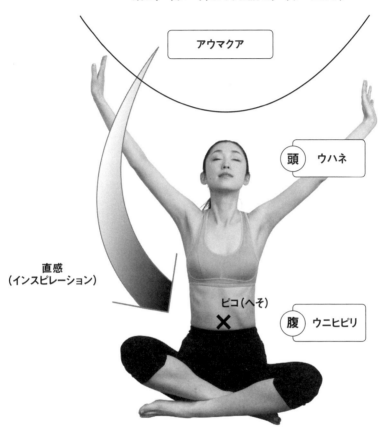

頭ばかり使いすぎて、もっと根源にある「お腹の声」（ウニヒピリ）を忘れてしまっていることに気づきましょう。

お腹を大事にすると直感が冴え、物事がスムーズに進む！

アウマクアは祖先の霊ですから、本能（ウニヒピリ）と理性（ウハネ）をコントロールし、私たちをしあわせな生き方に導いてくれる働きを「ご先祖様の助け」と感じる人もいるでしょう。

肉体を持って生活している私たちと、肉体を離れた先祖は、時空を超えてつながっている、**形が変わるだけでマナは循環し、目に見えるものと目に見えないものを結びつけている**という意識です。

ですから、アウマクアとつながり、直感知に目覚めてくると、サイキックなことも自然と起こるようになります。

それは奇異なものではなく、宇宙の流れに身をゆだねることによってふと感じる直感に従うことで、物事がスムーズに進んでいく感覚です。

直感が冴える状態と言ってもいいかもしれません。

例えば、私がカウアイ島の合宿セミナーを開催していたときのことです。

朝の授業をしていると、突然にハナイ母のカーン博士から「空港に来てちょうだい」と言われたような気がしました。それと同時に、博士がカウアイ島にいるような気がしたので、「オーケー。いま行きますね」と声に出して言ってしまったのです。

参加者は、私がいったい誰に向かって話しているのか、何が起こったのか、不思議そうでしたが、「ちょっと空港にいってくるわね。カーン博士がいるみたいだから」と伝えて、急いで車で空港に駆けつけました。

空港に着くと同時に、カーン博士がニコニコしながら、私が授業で使うはずのオラクルカードを入れた袋を手に持って、当たり前のように私の車に向かって歩いてきたのです。

すべては、まるで始めから予定していたかのようにスムーズに進みましたが、カーン博士がなぜ突然にカウアイ島に来たのか、どうやって私が大切なカードを忘れていたことがわかったのか、私にとってその謎は、聞く必要のない宇宙の計らいであることを知っていました。

そして、アウマクアが、忘れ物を届けるためにカーン博士を呼び寄せてくれたことに心から感謝したのです。私自身、何度もこのように直感に助けられたことがあります。

直感が磨かれてくるとこうしたシンクロニシティ（共時性）の起こる機会が、自然と増えていくようになります。ただ、目に見えない感覚を目に見える世界につなげている中心がお腹であり、腸であるという考え方を、不思議に感じる人もいるかもしれません。

肉体の器官として腸を見た場合、食べ物を消化吸収する働きがクローズアップされますが、直感とのかかわりをふまえると、**腸はとてもスピリチュアルな器官であると**感じられるようになります。

マナ（氣）はこの世界につねに充満していて、この世に存在するものすべてをつなげてくれています。

それは生態系を成り立たせている法則のようなものです。

このマナの流れとつながり、身を任せていくことで、無理して動かなくても、いろいろなことが進行するようになります。

人の体では、お腹（腸）がそうした大自然のマナの流れの媒介になっていると考えればいいでしょう。

日本人は「腹の感覚」を大事にしてきた民族だった

日本の文化はもともと、**「腹の文化」「丹田の文化」**と呼ばれてきたように、お腹とのつながりをとても大事にしてきました。

ただそれは、能のような伝統芸能、茶道や華道などの芸道、禅の文化などに見られるように、自分の本音を開けっぴろげに口にするようなオープンなものではありませんでした。

そこには、感情を抑え静かに表現する、とても繊細な感覚がみられますが、日常のなかでそうした抑制が進みすぎると、本能的なものが否定され、ウニヒピリの力も弱っていきます。

まわりとの協調ばかりを気にするようになり、自分の思いが満足に言えなくなってしまうことにもなるでしょう。

「悲しい」「苦しい」「辛い」「嫌だ」というような、感情をはためこまず、時には解放させていいのです。

仲のいい人と食事をしたり、お酒を飲んだり、カラオケで歌ったりして解放するのもいいですが、たまったものを愚痴として吐き出すだけでは、自分のなかに眠っているクリエイティブな力は引き出せません。

不満を口に出すことによって、その感情を再認識することになり、さらに不満が増大するという悪循環になります。

たまったものを解放させるだけでなく、アウマクアとつながり、直感を磨くことを意識していきましょう。

オプフリのエクササイズで腸をマッサージしていくと、お通じがよくなるのはもちろん、心にたまったものが出されることで気持ちがスッキリし、直感がキャッチしやすくなっていきます。

チャクラで言えば、第1～第3チャクラ（25ページ）の刺激につながり、気持ちが落ち着き、人前で堂々とできるようになるでしょう。

それがグラウンディングできた状態であり、日本人は**「腹が据《す》わる」**と表現してきました。オプフリを実践することは、日本の腹の文化を見直すいいきっかけになるかもしれません。

ハワイを愛し、リピートする日本人が多いのも、根底にある身体観が似通っているからでしょう。日本人はハワイのネイティブな文化を吸収できる、とても優れた感性を持っているのです。

日本から離れ、ハワイのような土地で非日常を体験することが、日本人がもともと持っていた感性や感覚に気づくきっかけにもなるでしょう。

グラウンディングの土台はお腹（腸）にある！

感性を磨き、好きなことを実現させていくには、感情のコントロールがとても大事になってきます。

気持ちが浮き沈みばかりしていたら、新しいことにチャレンジしてもストレスばかりたまり、思うように前に進めません。

直感をキャッチするということは、根源にあるお腹の声を信じ、アウマクアとのつながりをつねに感じるということです。

その感覚がつかめたとき、目の前の出来事をゆったりとした気持ちで受け止め、まわりの声に振り回されずに、自分の思いを実現できます。大きな夢や目標もきっと叶えられるでしょう。

その土台がお腹（腸）であり、**お腹がしっかりと安定した状態が「グラウンディン**

グ」と呼ばれています。

グラウンディングの大切さを語る人は多いですが、お腹（腸）の健康と結びつけ、理解している人は少ないように感じます。

私たちはお腹の声を忘れ、腸よりも脳を大事にすることで、思いの源にあるウニヒピリ（インナーチャイルド）を抑圧してきました。

損得感情ばかり考えたり、不安、恐れ、心配などがなくならないときは、ウハネとウニヒピリのバランスが崩れているサインだと思ってください。それでは頭でっかちになり、グラウンディングはできません。まずオプフリを実践して腸をケアし、マナをめぐらせ、感情を安定させましょう。

腸のケアをおろそかにしていると、ここ一番で腹が据わらず、アウマクアからのメッセージが受け取れなくなります。従来の発想法やメンタルケアが見落としている大事なエッセンスが、お腹に隠されているのです。

へそ（ピコ）は、宇宙と私たちをつなげるランドマーク

私たちのいのちは、この宇宙と一つにつながっています。

その意味を実感するため、ここではピコ（へそ）の役割についてイメージを膨らませましょう。

ピコは、肉体と宇宙をつなぐアンテナであるとお伝えしてきました。

目に見える世界と目に見えない世界、あの世とこの世はもともと一つにつながっており、**ピコはそうした異世界とのつながりを知らせるランドマーク（目印）の役割も果たしています。**

母親のお腹のなかにいる胎児だったとき、私たちはこのピコから栄養を補給し、体を養っていました。

受精すると、生命の進化の歴史をたどるように少しずつ人間の体に変わっていくこ

とが知られているでしょう。そうやって無事に生まれることができたら、まずへその緒を切り、そこからは自立が始まります。

この世での、魂の修行に入るわけです。

へその緒が切られることで、栄養補給を行ってきたピコの役割はなくなりますが、**まるでピコがGPSのように機能し続けることで、宇宙からの情報がナアウ（お腹）に集まってきます。**

いつでもどこにいても、お腹にピコがあるかぎり、この宇宙が私たちを見失うことはありません。アウマクアは腸にメッセージを送り続け、私たちの修行をつねに助けてくれるのです。

骨にはマナ（生命の源）が宿っている

ピコはナアウ（お腹）の中心にあり、ナアウは体の中心にあります。

中心にあるお腹（腸）の大切さはこれまでお伝えしてきたとおりですが、**マナの流れを重視するハワイアンがもう一つ大事にしてきたのが、背骨を行き来するエナジーのラインです。**

背骨は、マナの通路として重視されてきました。

これは、チャクラや経絡の考え方とも似ているでしょう。

それぞれ表現の仕方は違いますが、背骨の内側にエナジーの流れるラインがあって、マナ（氣）はそこを行き来しています。


イヴィ（骨）はマナがたくさん宿っている場所なので、ハワイアンは亡くなった人の骨を大切にしていました。

身分の高い人の遺体は、蒸し焼きにして骨を取り出し、大事な場所に埋めたり、洞穴に隠したりしていたのです。

ハワイを統一した英雄である**カメハメハ1世の骨**も、強いマナが宿っていると信じられているため、人目を避け、秘密裏に埋葬されました。その場所はいまだにわかっていません。

ロミロミのマッサージは解剖学の知識に基づいていますが、それも古くから骨と腸を大事にする習慣がベースにあったようです。

ナアウはアウマクアから受信した直感をキャッチする場所ですが、その情報は背骨のマナのルートを通って、頭頂に抜けていきます。

マナは第1チャクラから第7チャクラまでの間をスムーズに行き来し、**お腹でキャッチした直感が心（心臓）と頭（脳）に届きます。**

図24 背骨はエナジーが行き来するマナの通路

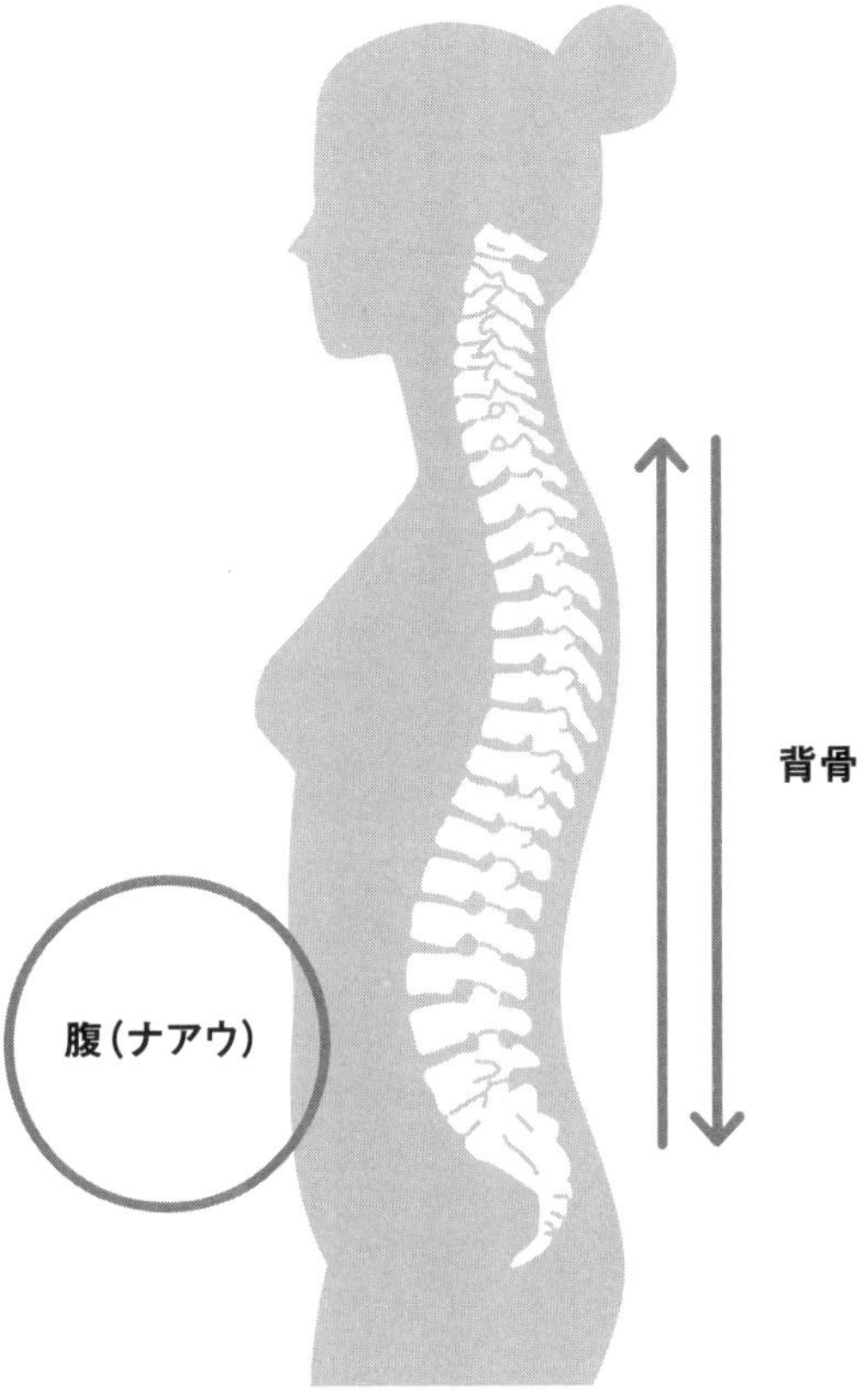

古代ハワイアンは、お腹でキャッチした直感は、背骨のマナのルートを通って、心（心臓）、頭（脳）へと伝わっていくと感じていました。

問題はこの行き来の過程で、せっかくキャッチした直感がゆがんで、自分の本心が見えなくなってしまうことです。

特に脳は、記憶や体験の中から物事を分析し、論理的に解釈しようとするため、信念や実体の伴わない直感を排除してしまうところがあります。

論理的思考は大事ですが、それが本心を見失わせ、直感をゆがませてしまうこともあるのです。

逆に感覚だけに頼り感情的になりすぎて、大事な判断を誤ることもあるでしょう。

直感が思いや行動に変わる過程にはこうしたブロックがいたるところにありますが、心配はいりません。たくさんのブロックで遮断されても、戻る場所があれば外すことができるからです。

その戻る場所こそ、あなたのお腹であり、腸なのです。

迷わない生き方、ブレない生き方をしたいと思うのであれば、まずお腹をキレイにして、腸の働きを整えることです。

私たちは、毎日いろいろなところから刺激を受け、脳や心でその情報をつねに分析し、選択しながら生きています。

自分がそれまでストックしてきた過去の記憶、あちこちから入ってきた情報で判断に迷い、思いがぐちゃぐちゃになってしまっても、慌てたりせずにナアウ（お腹）の回路に意識を向けるのです。

「これだ！」というアイデアが出てくるのは、そうした瞬間です。

頭のなかでひらめくのではなく、お腹から背骨を伝ってスーッと上がってきたものが、脳で処理されて、最後に言葉に変わります。それが、古代ハワイアンの知恵でもあったのです。

「グラウンディング」に欠かせない足裏と大地のつながり

オプフリといっしょに対で行われる施術に、ハワイ式フットマッサージとして知られる「ロミ・ヴァーヴァエ」(Lomi Wawae) があります。古代のハワイアンは裸足で生活していたため、つねに大地に触れていました。その大地のつなぎ目である足裏を刺激することで、体じゅうのすべての場所にエナジーを送り込めると考えられていたのです。

それは、足裏を介して地球とつながることを意味します。

日本でも足裏のツボを刺激することが健康法として大事にされてきましたが、ハワイアンが求めていたのは、ただ気持ちいいからでなく、足裏が地球、そして宇宙へとつながる場所だと認識されていたからなのです。

そうした認識は、自分が踏みしめている大地に感謝し、大切にすること、つまり地球と仲良くする意識につながります。土地を大切にするからこそ、人は一生飢えることなく、しあわせに生きていられるのです。

さらに言えば、その地球という星も広大な宇宙空間のなかの星の一つであり、その回転の速度も、太陽や月とのかかわりも、すべてが一つの法則に委ねられ、バランスを保っています。

地球とつながるということは、そうした宇宙のバランスのなかに入っていくこと、つまり宇宙とつながることも意味しています。

古代のハワイアンは大切な儀式を行ったり、神に捧げるフラを踊ったり、聖地に入ったりする際は、必ず裸足で大地とつながりました。

フラでは、膝を少し曲げて腰を落とし　リズムに乗って大地を踏みしめ、地球の鼓動と一体化することをめざします。

太鼓のリズムに乗って踊るうちに、地球の鼓動と心臓の鼓動が重なり合い、

one point 2

徐々に大地の波動と一体になっていく。そのように足裏は、自分自身と自然とのつながりをつくってくれる、とても大切な場所なのです。

お腹がしっかり安定した状態を「グラウンディング」と呼びましたが、腸が整ってきたら、次は大地を踏みしめる感覚を意識しましょう。

大地にしっかりつながっていなければ　自然は何も応えてはくれません。

宇宙からやってくる情報、地球が語りかける情報も、すべては大地とつながることによって与えられる面があるのです。

ロミロミの本質を知るうえでも、足裏と健康のかかわりはとても重要です。

そこに、まだまだ知る人が少ないハワイ式フットマッサージ「ロミ・ヴァーヴァエ」の奥義が隠されています。

第3章

たまった感情を流して、スッキリさせるハワイアンの知恵

ネガティブな感情は「胸・腹・腰・膝・足首」にたまりやすい

古代ハワイアンは、ネガティブな感情が体にこびりつき、それが症状になり、病気になると考えてきました。

東洋医学でも、「五臓六腑（内臓）に感情が宿っている」ととらえられていますが、ハワイアンの間で重視されてきたのは**胸、腹、腰、膝、足首**の5箇所です。それぞれ次ページのようなネガティブな感情が宿りやすいため、ロミロミでリリースさせていくのです。

例えば、**過去のつらい思い出、因縁は腰に残る**と言われています。

そのため、腰にこびりついたネガティブな感情を断ち切っていかないと、未練が残って次のステップに進みにくくなります。

図25 ネガティブな感情がたまる場所

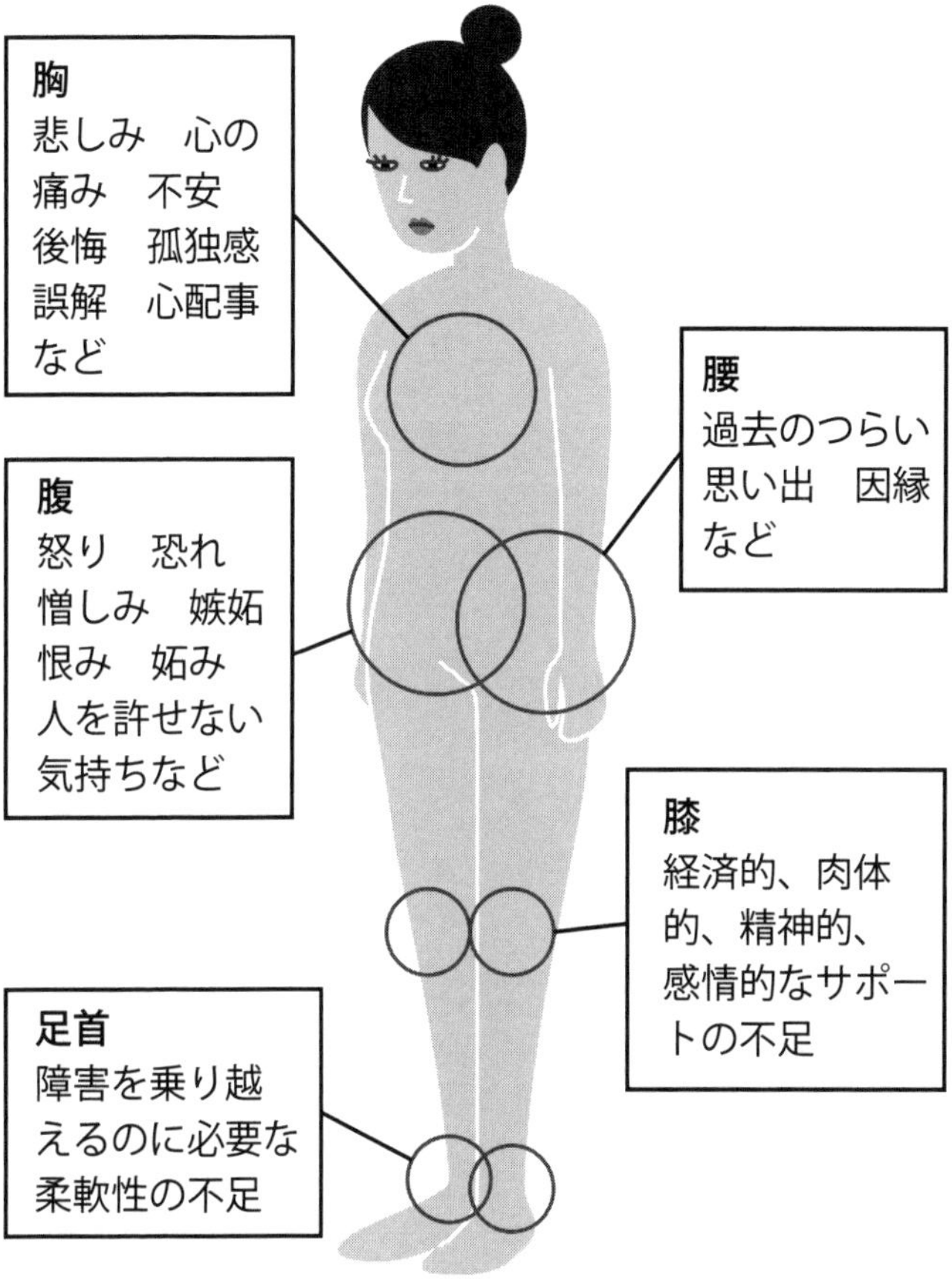

古代ハワイアンは、ネガティブな感情が体のあちこちにたまることを意識してきました。なかでもお腹にたまった感情は根が深いので、オプフリでしっかりと浄化させていきましょう。

恋人と別れ、新しい人生を歩もうとしているのになかなか良縁にめぐりあえない、気持ちが立ち直れないという場合、腰につきあっていた恋人のエナジーが残っていることがあるのです。

このエナジーは**「アカコード」**と呼ばれ、蜘蛛《くも》の糸のように人と人、人と物、特定の場所を結びつけていると言われています。

アカ**（Aka）**はハワイ語で影、コード**（Cord）**は英語で糸やひもを意味しますから、**縁のある人どうしが見えない糸でつながっていて、その絆が強いほど太くなる**と考えられているのです。

日本の「縁結び」などの言葉と重なり合いますが、こうした縁＝アカコードはいいことばかりに働くとは限りません。

過去につながったアカコードという見えない糸がたくさん残っていて、人生の歩みを妨げていることも多いからです。

このアカコードがつながっている場所が腰にあたります。

ロミロミの施術が一般的なマッサージと異なるのは、体じゅうにマナを流すことでこうした目に見えないアカコードを断ち切ること、**アカコード・カッティング**も目的にしているからです。

同様に、人生に支えが足りないと膝の痛みになって現れます。柔軟性が足りないと足首の捻挫などになります。**単に体に痛みやコリがあるからほぐすのではなく、目に見えない障害も含めて解除させていくのがロミロミなのです。**

ロミロミはエナジーワークだと言われるのも、それゆえです。マッサージが感情の浄化にもつながっていくのです。

お腹にたまる感情は根が深い？

ここでもう一度、99ページの図をご覧になってください。

胸にも「悲しみ、心の痛み、不安、後悔、孤独感、誤解、心配事」などのネガティブな感情がこびりついていると言われていますが、**より根が深いところにあるのがお腹にたまった感情**です。

なぜなら、胸にたまる感情は恐れによって生まれるものだからです。腰に現れる断ち切れない因縁にしても、その大元にあるのはお腹にたまった怒りや憎しみなどの感情でしょう。

相手に対する「怒り、恐れ、憎しみ、嫉妬、恨み、人を許せない気持ち」などの執着があるからこそ、因縁が残るのです。

ネガティブな感情のなかで最も波動の重いものが、お腹にたまっていくとイメージしたらいいかもしれません。

仕事や日常生活のなかで、納得のいかない気持ち、我慢する気持ちが残っていると、それはどんどんお腹にたまっていきます。

それが潜在的なストレスになって、痛みやコリ、ハリなど、体のさまざまな不快症状につながっていくのです。

腸に便がたまるということも、食事やストレスだけが問題ではなく、我慢をしている思いそのものがかかわっています。

嫌な感情をためこみ、本当はつらいのに我慢したり、仕方がないと諦めたりしていると、お腹はどんどん汚れていきます。日本ではネガティブな感情をため込んだ人のことを**「腹黒い」**と呼んでいますが、エナジーレベルで見ると、本当は心のキレイな人であってもお腹のエナジーが真っ黒になります。

仕方がないと諦めるのではなく、オプフリで取り除いていきましょう。

生きているかぎりお腹が汚れることはありますが、たえずケアして、きれいにしていくと感情も安定していきます。

お腹がキレイになることで、心が軽くなり、いろんなことが許《ゆる》せるようになります。

腸のマッサージによって一番重い感情が浄化されていけば、胸にたまった不安や悲しみ、孤独感も癒えてきます。

ハートチャクラ（第4チャクラ）が開きやすくなり、人を愛する気持ちも素直に表現できるようになるでしょう。ハッピーになること、楽しく生きることの土台は、お腹の状態がかかわっているのです。

ホオポノポノの本質は「ゆがんだエナジーを元に戻す」こと

ロミロミはエナジーワークであるとお伝えしましたが、そこには**「ゆがんだエナジーを元の状態に戻す」**という意味が込められています。

この元に戻す働きは、**「ホオポノポノ」(Ho'oponopono)**と呼ばれています。

ホオポノポノというと、**「愛しています」「ごめんなさい」「許してください」「ありがとう」**という4つの言葉によってネガティブな感情を手放し、浄化させるメソッドが知られています。

こちらは「セルフ・アイデンティティ・ホオポノポノ」(ホオポノポノによる自己同一性)と呼ばれ、ハワイの人間国宝として尊敬されているアンティ・モナ・シメオナが、古くからハワイに伝えられてきたホオポノポノのエッセンスの一部を取り出して、現代にマッチするようにアレンジしたものです。

ホオ（Ho'o）には「～させる」、ポノポノのポノ（pono）には「正しい状態」という意味があります。ですから、ホ・オポノポノではなく、ホオポノポノ、または、ホオ・ポノポノと発音しましょう。

正しい状態とは自然であるということ。何も手を加えられてない、もともとの状態とイメージすればいいでしょう。

つまり、本当の自分に戻ることです。

日常のなかでゆがんでしまい、ずれてしまったものを元の自然な状態に戻すことが、本来の意味でのホオポノポノです。**ロミロミのエッセンスそのものがホオポノポノであると言えるのです。**

とくに感情の浄化につながるオプフリは、ホオポノポノと密接にかかわりあっていることがわかるでしょう。

「愛」と「許し」でネガティブな感情を和らげる

感情的なゆがみを元に戻すうえでキーになるのは、**愛と許し**です。

過去に起きたことを受け入れ、人を許すこと、そして何よりも自分自身を許すこと、それは人生の大きな課題です。

人を許せない気持ちを持ち続けることは、首の重い石をぶらさげながら毎日を過ごしているようなものです。

本来はつらいはずですが、長く続くと慣れてしまい、重みで自分が少しずつゆがんでいくことに気づけなくなります。

人に傷つけられて、怒るなと言っているわけではありません。

怒りを発するのは原因があれば自然なことですが、その感情を持ち続けるとお腹にどんどんとたまって、よどんでいきます。

怒りを直視したり、原因について分析したりする必要はありません。

自宅でセルフ・オプフリを行う際、**腸マッサージでマナの流れを整えながら、「ありがとう」「いつも無理させてごめんね」といった言葉を使って感情の浄化を助けましょう。**

表面的にその言葉を唱えるではなくて、気持ちを込めて唱えると、言葉がエナジーを持った言霊《ことだま》に変化します。

そうすることで、ホオポノポノ＝元に戻す力が高まっていきます。

本来、ロミロミは総合的なヒーリングですから、コリのたまりやすい首、肩を中心に全身をくまなくマッサージしたあと、オプフリに移り、最後にホオポノポノで意識の浄化を行うところまでが一つのプロセスです。

つまり、**肉体もマッサージし、マナ（氣）も整え、痛みやコリをつくり出していた原因も取り除く……古代ハワイアンにとって、ロミロミは総合医療であり、予防医学**

であり、エナジーワークであったことがよくわかると思います。

こうした総合的なプロセスから、この本ではオプフリだけを取り出して解説していますが、根底にある**「心と体を元の自然な状態に戻す」**という考え方そのものは変わりません。

自然体になるからこそ、アウマクアの直感とつながることができるのです。

ホオポノポノについても、言葉を唱えればそれでいいととらえず、「体・心・魂」のすべてにアプローチするロミロミ本来のあり方を意識し、日常で実践していくことが大事でしょう。

「いま、この瞬間」に意識を向けて生きること

お腹は日常のストレスですぐに萎縮し、マナの流れは滞ってしまいます。こまめにオプフリを実践していくことが大事ですが、日常のなかで求められるのは「感情の切り替え」です。

私たちは嫌なことがあったり、つらい思いをしたりすると、それにとらわれ、悪い感情をため込んでしまうところがあります。それがお腹に負担をかけていると言われても、感情はなかなか切り替わりません。

「でも……」「だって……」「どうせ……」という言葉が浮かんできたときには要注意。

否定の言葉は、意識がいまこの瞬間にない状態、つまり過ぎてしまった過去に起こったことを後悔したり、まだ起こっていない未来の出来事を心配したりする思い癖から

抜けられないときのサインです。

いまこの瞬間だけに意識をむけることができれば、すべてが感謝の思いに変わるので、そのためのハワイアンの智慧をお伝えしましょう。

それは、自分に起こる出来事は、本当はすべて自分の好きなように変えられるというシンプルな宇宙の法則を思い出すことです。

そうすると、心の周波数が変わるので、アウマクアがその波動の通りの現実に導いてくれるようになります。

否定の言葉をポジティブに使うだけでいいのです。


「でも、大丈夫」

「だって私はしあわせになる運命だから」

「どうせ最後にはすべてうまくいくことになっている」


この魔法の言葉を繰り返しながら、たとえ何が起こっても、決して状況から逃げ出したり、言い訳を探したり、落ち込んだりしないで、すべてのネガティブな思いをできるだけ早く打ち消してみてください。

それが、今この瞬間にしあわせを感じる秘訣です。

出会う人も、状況も、すべての体験はもっとしあわせになるための通り道ですから、何も恐れることはありません。

「だって、大丈夫なんですから」

それを真実として信じることができるようになると、腸の働きも活発になって、いつのまにか問題は解決され、道が開けます。

「集中瞑想」でお腹を光で満たしていく

もう一つ、ネガティブな感情を浄化してくれる瞑想法も紹介しましょう。
第1章のオプフリ・エクササイズのなかで紹介した浄化呼吸（50ページ）とともに、こちらも日常生活に取り入れていくようにしてください。

【集中瞑想法】

1、心を落ち着けて、ゆっくりと深い呼吸を意識する（その際、浄化呼吸を行っても構いません）。

2、心の中に美しい青い空を思い浮かべる。

3、空を描くことができたら、そこに何があるか意識を集中させる（白い雲が見えたり、鳥が飛んでいたり、風が吹いてきたり、太陽の陽射しを感じたりしなが

ら集中します。青い空以外に何も見えなくても大丈夫です）。
4、しばらくの間、青い空に集中する（気持ちが逸れて他のことが気になったら、再び意識を深い呼吸に集中させます）。
5、「ありがとう」という言葉を繰り返し唱える。
6、最後に息を吐き切り、通常のラクな呼吸に戻した後、祈りの言葉を唱え、自分が愛に満たされているのを感じる。

＊椅子に座っても、座を組んで行っても、どちらでもよい。
＊3～5分を1セットにし、慣れてきたら時間を延ばす。

「ありがとう」という言葉のほかに、自分自身で大事にしている言葉があればそれを唱えても構いません。「まわりのみんながしあわせでありますように」「世界が平和でありますように」といった言葉でもいいでしょう。

もし何を言ったらいいかわからない場合には、ハワイ語ですべての神々に感謝します、という意味の **「マハロ・ヌイロア・ケアクア」** と唱えるといいでしょう。

「ロミロミ」の歴史を学びましょう

この本をお読みになるまで、ロミロミがマッサージのテクニックの一つだと思っていた人も多かったかもしれません。

ロミというハワイ語は、「もむ」という意味ですから、ロミロミはマッサージであると解釈しても間違っているわけではありません。

ただ、ロミロミというのはただのマッサージを超えた、医学も心理学も哲学も含む総合医療ですから、そのすべてを理解しないと、肝心のマッサージに活かすこともできません。

ロミロミがマッサージの手技であると思われた背景には、近代以降のハワイの複雑な歴史があります。

ハワイに西洋文化が入ってきたとき、キリスト教もいっしょに広まりましたが、一神教ですから大自然の神々に祈る古代ハワイアンの信仰も、そこから生まれたロミロミやフラなどもすべて禁止されてしまったのです。

西洋文化のほうが優れていると考えていたキリスト教の宣教師たちによって、ロミロミの中枢であるアウマクア（スピリット）とつながる神聖な部分は排除され、疲れたときにもんでもらうマッサージだけが許されました。

それ以外のテクニックは各家庭で密かに継承するしかなくなり、マッサージの部分だけが表の社会に残されたのです。その後、ハワイアンの歴史は、すべてのものに魂が宿っているとする自然崇拝と、ゴッドを神とするキリスト教信仰の矛盾の中で、ネイティブとしてのアイデンティティを失いながら、西洋文化の波に飲み込まれていきました。

変化の兆しが見えてきたのは、戦後になってからでしょう。

１９６０年代後半、当時の若者たちが王朝時代を生き抜いた祖父母から聞いた話をもとに、ハワイの文化をもう一度見直そうという動きが起こり、そのなかで長い歳月を経てロミロミという言葉が浮上してきました。

当時、ハワイ語の辞書をつくるために調査したところ、ハワイの伝統的な医術、薬草学などでもロミロミという言葉が使われていたことがわかりました。そこで、ハワイに伝わるヒーリング療法を行う医者をカウカ・ロミロミ（ロミロミの医者）と呼ぶようになり、その後、すべてのヒーリングの総称としてロミロミという言葉が使われるようになりました。


ハワイ復興運動の波によってアンティ・マーガレットやアンディ・モナ・シメオナなどロミロミ関係者たちが次々に人間国宝として表彰されたこともあり、ハワイの伝統文化そのものが注目されるようになりました。

ただ、カフナの間で守られてきたロミロミの技法や考え方が、表に出てきたわけではありません。

アンティ・マーガレットは人間的にも愛にあふれ、とてもすばらしい方でしたが、熱心なキリスト教信者であったため、聖書の教えを通してロミロミを理解していったからです。

ロミロミは自然崇拝の中から生まれたマナの調整であり、まず宇宙エナジーを知るところから始まります。

古代ハワイアンのスピリチュアリティでは、アウマクアという祖先の霊とつながるところに本質がありますが、一神教のキリスト教文化では大自然の波動とつながるということは伝わりにくい面があるのです。

私が皆さんにお伝えしたいのは、まだ西洋文化の影響を受ける前の、神様と人との距離が最も近かった頃のロミロミの源流です。

オプフリも含め、テクニックとして整う以前の宇宙エナジーのエッセンスを感じとってほしいと思っています。

第4章

腸から生き方、食べ方を見直そう

大自然のなかで「何もしない時間」をつくる

私は日本の皆さんに門外不出であったロミロミの叡智を伝えるため、ハワイで合宿形式の本格的なセミナーを開催しています。

段階を経てロミロミを完璧に理解し、実践できるようにさまざまなコースを用意していますが、その一つのオラキノ・コースは、古代の**コロン・クレンジング（腸内洗浄）**をベースにした本格的デトックス・セミナーとして人気を集めています。ハワイ諸島の一つ、マウイ島でオーガニック野菜と果物でつくる数種のスムージーやスープをとりながら、お腹にたまった毒素を徹底的に洗い流していくのです。

この合宿で大事にしているのは、尊い生命体の一つである自分と向かい合い、宇宙の真理にたどり着くために、**「大自然のなかで、何もしない時間をつくる」**こと。

図26 腸に優しい3つの心がけ

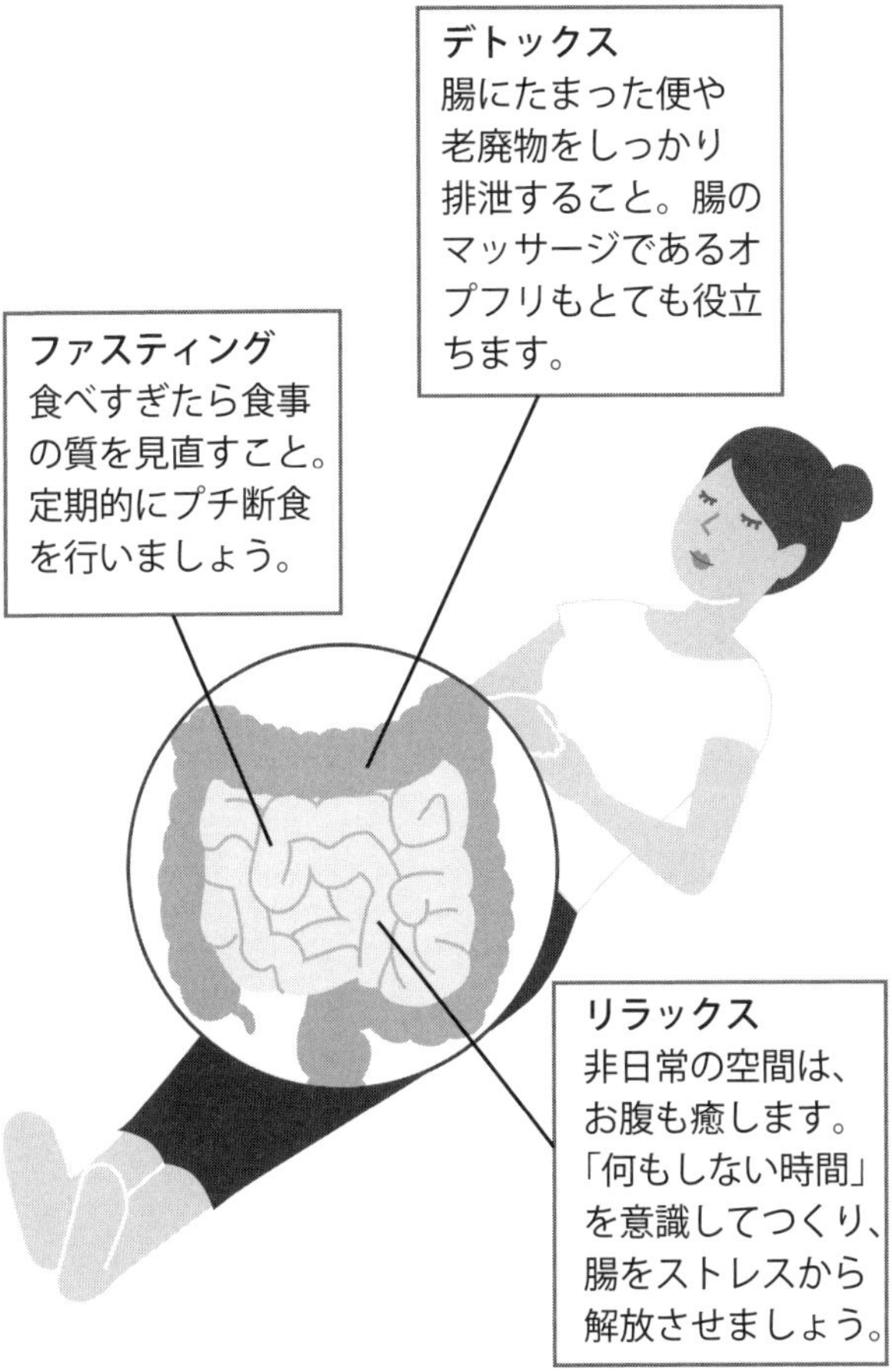
デトックス
腸にたまった便や老廃物をしっかり排泄すること。腸のマッサージであるオプフリもとても役立ちます。
ファスティング
食べすぎたら食事の質を見直すこと。定期的にプチ断食を行いましょう。
リラックス
非日常の空間は、お腹も癒します。「何もしない時間」を意識してつくり、腸をストレスから解放させましょう。

まずできることから、この3つの心がけを実践してみましょう。オプフリを毎日の習慣にしつつ食生活を改善していくと、相乗効果が得られます。

腸を洗浄することも、オーガニックフードをとることも大事ですが、そこだけ切り取って効果を考えるのは、ロミロミからマッサージの部分だけを切り取って、体をほぐそうとするのといっしょです。

一つひとつのエッセンスを切り取らず、全体を意識しましょう。

私たちは、特定の食べ物や生活習慣だけでなく、環境の影響も大きく受けています。**いくら体にいいものを食べていたとしても、ストレスの多い環境にいれば腸もストレスで動きが滞ります。**

思い切って日常から離れ、自然のなかですごす時間をつくることが、ストレスで疲弊し、ゆがんでしまった心と体を元の状態に戻す最適な方法です。

非日常を経験することは、自分の新たな可能性に気づくだけでなく、お腹（腸）にもプラスの影響を与えます。**自然の中に出ることでお腹の緊張はほどけ、腸が元気になりますから、それは何よりも効果のあるヒーリングの原点なのです。**体をゆるめる方法はマッサージという行為だけではないことを理解しましょう。

「非日常」こそ、腸をリフレッシュさせるカギ！

私たちは、毎日同じ生活パターンを繰り返すことで、知らず知らずのうちに一つの思考パターンにはまってしまっています。

一つのライフスタイル、一つの思考に固定化されてしまうと、体はストレスを感じ、違和感を訴えるようになります。

私がハワイの大自然の中で日本人向けの合宿セミナーを開いているのは、そこに非日常のエッセンスがあふれているからです。

ハワイは気候が温暖、自然も多く残されているため水も空気もきれいで、偏西風の影響によって世界中から聖なるエナジーが集まっています。

しかも、大自然といってもいきなり秘境を訪ねるようなチャレンジはいりません。ちょっと冒険して非日常を味わうには、最高の場所です。

私たちは、こうした**非日常の空間で五感を刺激させ、大自然のエナジーを感じることで、心と体を変化させていきます。**

そのなかにマナのあふれる食事があり、親しい人とのコミュニケーションがあり、自分と向き合う時間があり、腸の浄化があり……そうした環境の中で私たちは無理をすることなくいつのまにか自然体の自分に戻っていきます。

私たちは、体だけ、心だけを切り取って存在しているわけではありません。腸が大事だと言っても、それぞれの臓器には体全体の営みのなかで役割が与えられています。

血液もリンパも神経も、協力し合って生命の営みが成り立っているのです。そして、すべてに流れるマナによって身体と心と精神のすべてのバランスが取れたときに健康でしあわせな毎日が実感できるのです。

ロミロミの本質は、調和とバランスです。大自然と調和し無償の愛で満たされることが古代ハワイアンのロミロミなのです。

図27 この世界は重なり合っている

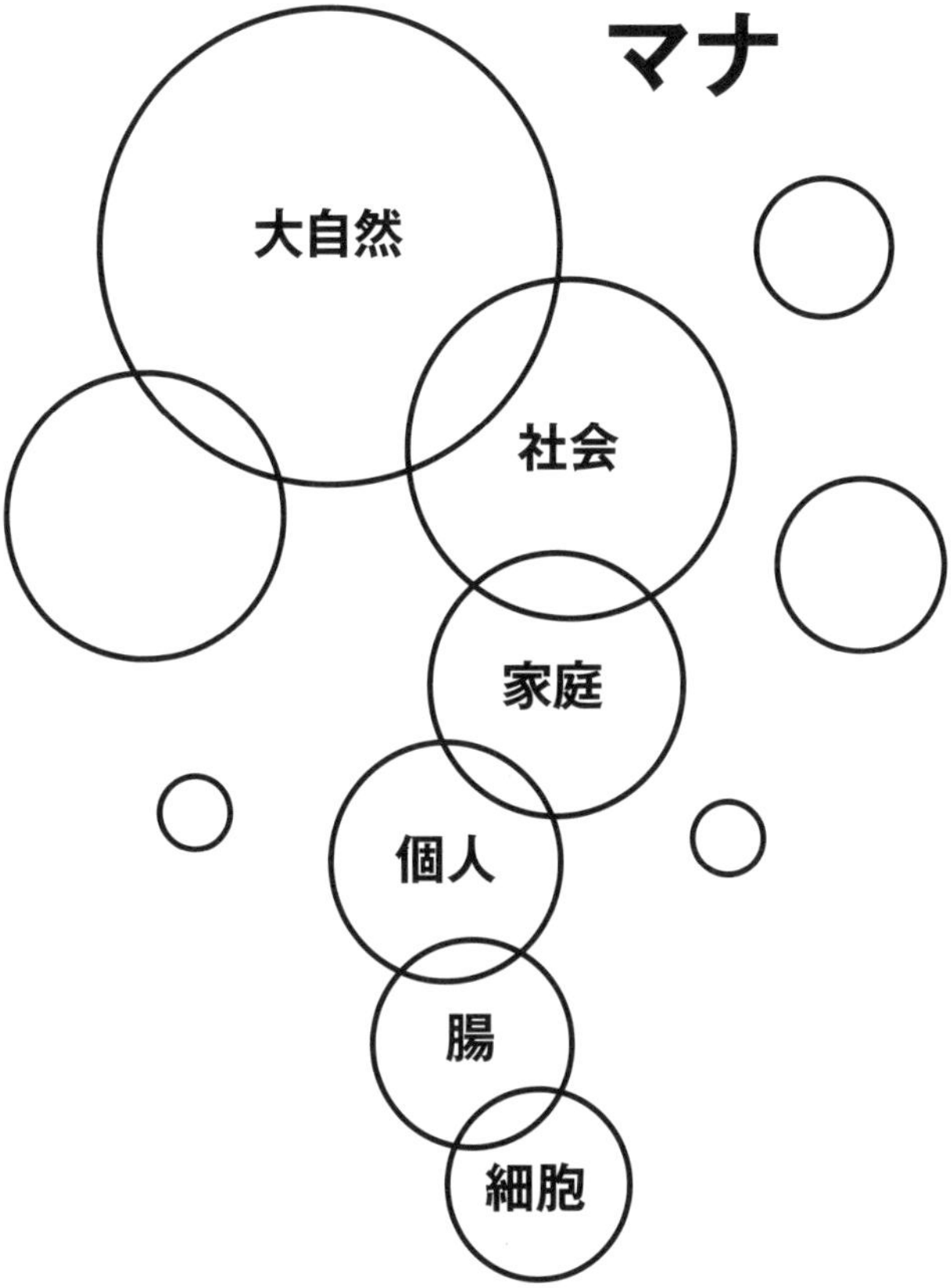

この世界はすべてマナからできています。細胞のような小さな世界から家庭や職場、大自然まで、互いが影響しあいながら変化を続けています。一つの世界が心地よい方向に変われば、全体が大きく動き出します。

こうした本質がわかっていれば、日常の中に大自然を感じることも十分にできます。近くの温泉や、海辺や森などから、自然を感じる練習をしてみるのもよいでしょう。どこに行くかよりも、「誰と行くか」「なぜ行くか」「そこで何をするか」を問うことが大切なのです。

オプフリの効果を最大限に引き出すために大事なのは、**固定化してしまった思考パターンをいかに破るか、**です。

自分を苦しめていたものから、例え一時的であっても解放された時、お腹も緊張がほどかれ、正常に働くようになります。

腸内環境という言葉がありますが、あなたのいる職場も、学校も、家庭も、そして腸内も、どれもが一つの環境であり、空間です。

その空間を愛で満たすために、お腹を改善させていくことで、イライラや不安が減っていき、人間関係が変化するなどして、まわりの環境が変わります。

マンネリ化した日常の習慣を打ち破るため、**空間を変えることで腸内環境がより整いやすくなる**のです。

オプフリのマッサージをしながら少しずつ視野を広げて、「お腹（腸）がいかに元気になるか」を考えていくようにしてください。その意識が、結果としてオプフリの効果を高めてくれるでしょう。

体にいいものは、自分の体が知っている

食事についても、食べ物の栄養素やカロリー以上に、**「どんな意識で、どんな環境で食べるか？」**がとても重要になってきます。

まず食べ物と意識、そして腸の関係について考えてみましょう。

オプフリを続け、腸が元気になってくると、**「体にいいものは、自分自身の体が知っている」**と感じられるようになります。

お酒を飲みすぎたらあっさりしたものを食べたいとか、熱があったら食欲が落ちるとか、体調が弱ったとき、体のバランスが崩れたとき、誰もが自分の感覚を頼りに食べるものを決めているでしょう。

この感覚は、文字通り、**ナアウ（お腹）で感じる**ものです。

腸の働きが活発になるほどに味覚は鋭敏になり、体の声に反する選択はしないよう

になっていきます。

逆に、カロリーや栄養価ばかり気にしたり、テレビや雑誌、ネットの健康情報を鵜呑みにしてしまったりしているうちは、ナアウで直感がきちんとつかめていないからだと考えてください。

皆さんは自分の感覚をどこまで信じられていますか？

私がこう問いかけるのは、**私たちの脳は見た目や匂いなどに反応することで、あれもこれも食べたくなってしまうからです。**ファストフードやスイーツ、スナック菓子が無性にほしくなるのもそれゆえです。満たされない想いや不安、心配事を抱えていると、目の前のスナックで満たそうとしてしまいます。決して体がほしがっているわけではありません。

これまでお伝えしてきたように、脳の反応は直感とイコールではありません。直感とはお腹の声であり、それは脳のように見た目の美しさや甘い言葉の宣伝による強い刺激のあるものを欲しないからです。

むしろ、香料や人工甘味料などをたっぷり使って味をコントロールしたものは直感を麻痺させると言われています。そうした食事ばかりしていることが、健康を害する第一歩になるのです。

この脳の反応をベースにした食事パターンから抜け出すためにも、疲れた腸を元気にしていく必要があります。

古代ハワイアンは、**「自分が暮らす環境のなかにある食べものが、自分の体をつくる」**と感じていました。

好きなものを無理に我慢する必要はありませんが、欲望のままに好きなものを食べ続けて栄養が偏ると、直感力はどんどんと低下します。だからと言って、ただ体によいと本に書いてあったから、テレビで紹介していたから、という理由で無理して食べようというのも不自然です。

お腹の声を聴くというのは、体が求めている栄養素をおいしく、しあわせにいただくことなのです。

腸が喜ぶ食べ物にはマナが宿っている

あなたのお腹（腸）は、もっと喜ぶものが食べたいと言っています。**腸が喜ぶ食べものとはどんなものでしょうか？**　古代ハワイアンの食事を参考に、次のポイントを挙げたいと思います。

1、その土地で採れた、なるべく新鮮なもの。
2、自然な環境で栽培されたもの。
3、発酵させたもの。
4、味つけや調理がシンプルなもの。

わかりやすく言えば、**より自然に近い、あまり手の込んだ加工をしていないものほ**

どマナが多く宿っているということです。

カロリーや栄養素を考えることも必要ですが、それ以上に意識してほしいのは、**食べ物の持っている生命力**です。

マナが多いものをいただくからこそ、体のなかでマナがめぐりはじめ、元気が回復するようになります。腸に関しても、発酵食品が生み出すマナの力が腸管に取り込まれることで、その働きが活発になります。

何を食べればマナが補給できるか？　生命力が高められるか？　前ページの４つの項目を意識しながら、食事の内容を考えていきましょう。

マナの多い食べ物は、ウニヒピリが喜びます。

体重計に乗ったり、体のサイズを測ったりして一喜一憂しているのはウハネのほうで、ウニヒピリは心地よさや体の軽さを求めます。

ウニヒピリの喜ぶものを食べるからこそマナがめぐり、アウマクアとつながり、直感力も磨かれていくのです。

腸との相性バツグンだったハワイの伝統食

古代ハワイアンは、実際にどんなものを食べていたのでしょうか?

大自然の恵みを健康の糧としていたハワイでは、かつては医食同源が当たり前、**「あなたが食べるものがあなたをつくっている」（You are what you eat.）**という言葉が生活の基本となっていました。

ただ近年、ハワイも近代化の過程で外から食材が入ってきたこともあり、純粋なハワイアン・フードの定義は難しくなってきています。ここでは、昔から健康維持のために継承されてきたものをいくつか紹介していきましょう。

まず主食として挙げられるのが、蒸したタロイモをすりつぶし、ペースト状にした**ポイ（poi）**です。

常夏の島らしくフルーツは豊富。
日本よりもずっと安く、新鮮なものが手に入る。

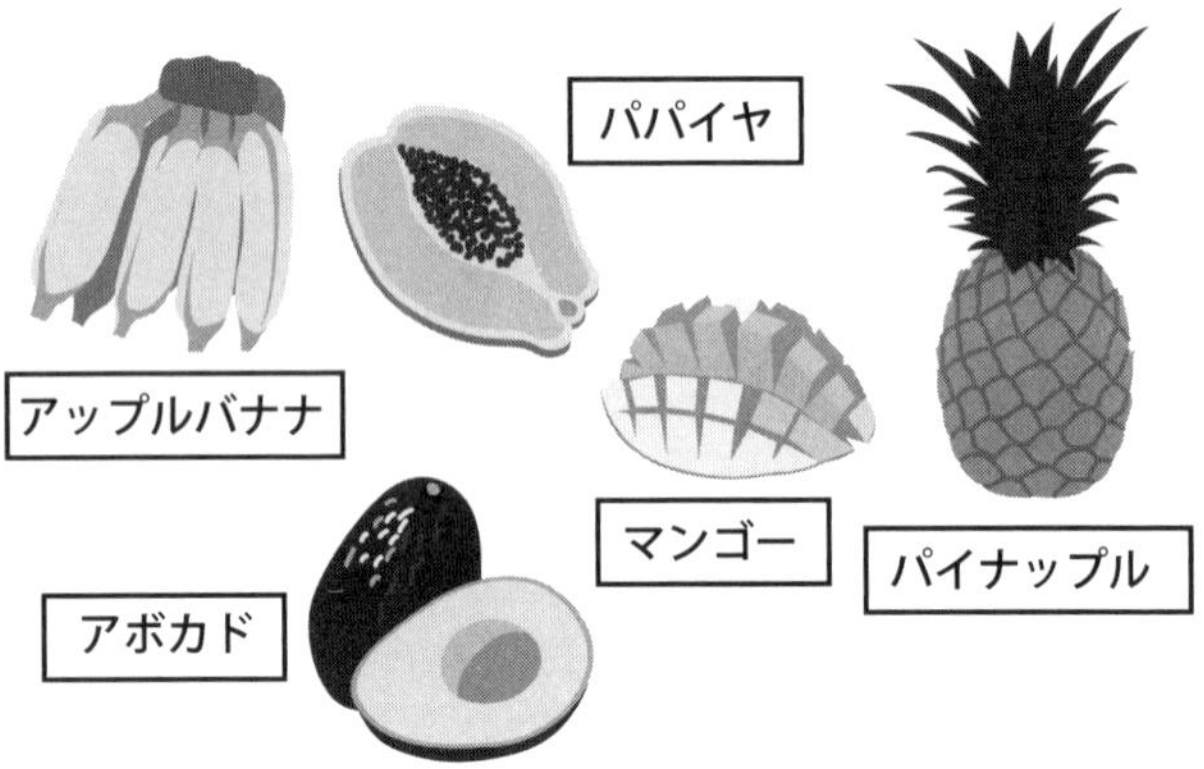

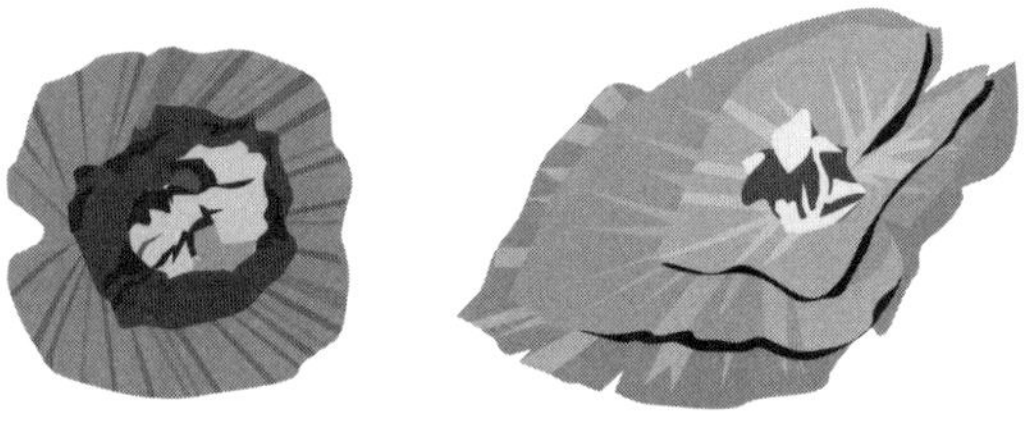

ラウラウ（Lau Lau）

タロイモの葉に包んで
肉や野菜を蒸し焼きに
したもの。豚肉は蒸し
てヘルシーに。

図28

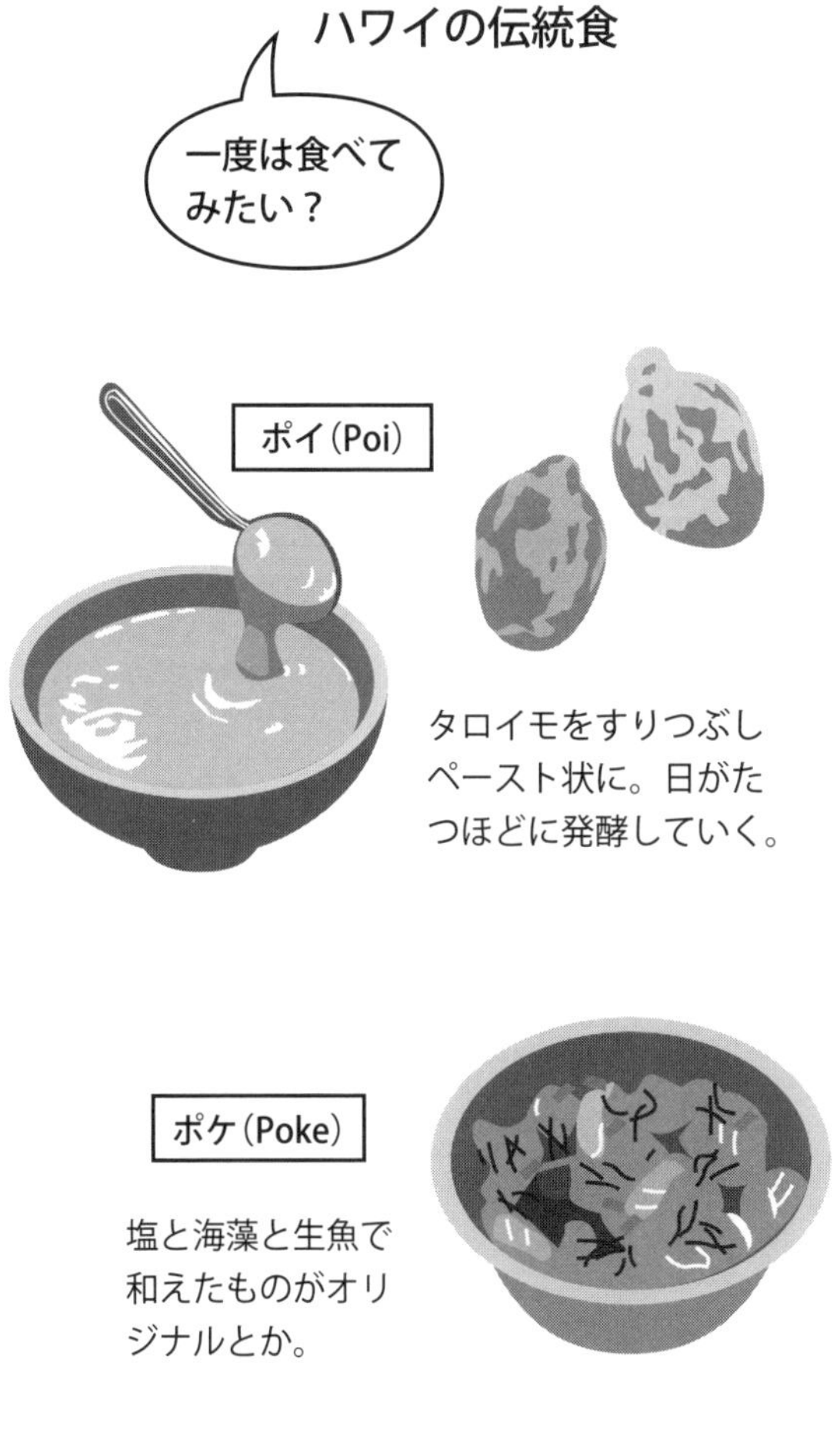
ハワイの伝統食
一度は食べてみたい？
ポイ（Poi）
タロイモをすりつぶしペースト状に。日がたつほどに発酵していく。
ポケ（Poke）
塩と海藻と生魚で和えたものがオリジナルとか。

いまではハワイアン・グルメの一つに数えられるようになったこれらの伝統食ですが、その基本は腸に優しい食材であり、調理法であるということ。どれも131ページの４つの条件を満たしています。

すりつぶしてすぐは甘みがありますが、保存すると発酵が進み、酸味が増していきます。日本の納豆と同様、慣れないと苦手に感じるかもしれませんが、**腸との相性はバツグン**です。

ハワイの伝説では、タロイモはハワイアンの祖先と言われ、家族の一員のようにみなされてきました。かつてはソウルフードとして、どの家庭でもポイが食べられていたのです。

魚介類を使った料理の代表は、やはり**ポケ（Poke）**でしょう。

ポケはマグロなどの生魚をサイコロ状に切り、ハワイアンソルトや海藻で和えた料理です。近年では、味つけにいろいろな国の文化が混ざり、醤油、胡麻油、玉ねぎなどを加えたバラエティー豊かなものになっています。

肉類については、ポリネシアの島々から犬や豚が運ばれて以来、地面を掘ってつくったイムというかまどで調理したものが食べられていました。代表的なところでは、タロイモの葉で豚肉を包んで蒸し焼きにした**ラウラウ（Lau Lau）**、豚肉を焼いて細かくほぐした**カルア・ピッグ（Kalua Pig）**が挙げられるでしょう。
このほか、肉については鶏肉も食されていました。肉も野菜も、生のまま食すか、イムで調理されたものが基本でした。

果物については、現在では**パパイヤ、マンゴー、パイナップル、バナナ、アボカド**など、ハワイではさまざまなものが育ちます。

バナナ以外は外来のものがほとんどですが、いまやすっかりハワイの風土に根づき、マーケットでも山のように売られています。

初期にポリネシアから運ばれたハワイアンのネイティブ・プランツとしては、タロ（タロイモ）のほかに、コー（サトウキビ）、ウル（パンノキ）、ニウ（ココナッツ）、マイア（バナナ）、ウアラ（サツマイモ）、ノニ（ノニ）、オレナ（ウコン）、ククイ（ククイ）などが挙げられます。

古代ハワイアンは100歳まで健康に生きられた?

こうした伝統食は先ほどの4つの条件をどれも満たしていますが、現代のハワイアンが常食しているというわけではありません。

むしろ、伝統食から最も遠ざかってしまったのがハワイアンでしょう。戦後に食の欧米化が進んだ日本と同様、アメリカの食文化の影響を強く受けてきたからです。

日本人の場合、ファストフードがいくら増えても、ご飯に味噌汁、納豆を食べる習慣が残っていますが、ハワイではネイティブな食文化は野蛮なものだと遠ざけられ、高カロリー・高脂肪のアメリカン・フードを生まれたときから口にする食習慣が広まっていきました。

その結果、激増したのが過度の肥満であり、生活習慣病です。

もともとポリネシアンの血を引いていることもあって、昔からハワイアンは体格がよかったのですが、体は柔軟性があり、骨も丈夫。多少太っていても、筋肉がついていて、とても健康的でした。

ハワイアンのルーツは、西暦1000年頃にタヒチからやって来たグループが多いと言われていますが、**当時は現代人より背丈があり、100歳まで長生きして健康だった**という言い伝えがあります。医食同源に基づいた食事の内容と健康の関係を考えれば、あながち否定はできません。

最近では、ネイティブなハワイ文化を見直し、次の世代に継承していこうという動きが出てきたこともあり、古代ハワイアンの食事法、健康法、養生法をライフスタイルに取り入れる人も増えています。

オーガニックの食材を扱うマーケット、レストランなども増えてきましたから、ハワイの自然豊かな風土と相まって、ヘルシーライフを送るのに適した環境が徐々に整ってきています。

古代ハワイアンの食の知恵を日常で取り入れるには

ここまでお伝えしたように、ハワイアンの伝統食はローフード、低脂肪高たんぱく、発酵食が多く、腸に優しいものばかり。

肉を蒸したり、魚を生でいただいたり、油をあまり使わないで調理する点もヘルシーと言えます。

ただ、世界中のグルメフードが集まる日本に住んでいると、選択が多すぎてこうした伝統食はあまり口にできません。**古代ハワイアンが大事にしてきた食事のエッセンスを、毎日の健康管理にどう活かせばいいでしょうか？**

131ページの4つの条件を、もう一度ご覧になってください。

日本には日本の風土がありますから、大事なのはそのなかで収穫され、食べられてきたものを活かすということです。

ハワイアンの主食はポイ（タロイモ）でしたが、日本ではお米のごはんが多く食べられてきました。お米に含まれるデンプンは、ブドウ糖として脳の働きに必要な栄養を与えてくれますし、マグネシウムや亜鉛、カルシウムなどさまざまな栄養素が含まれている優秀な食材です。

また、温暖湿潤な環境のなかで、**味噌や醤油、納豆、ぬか漬けなどの発酵食品**が多くつくられてきました。四方を海で囲まれているため、海沿いの地域では**新鮮な魚介類**も豊富でしょう。

加工食品ばかりを口にしてしまう人は、なるべく人の手が加わっていない自然なものを食べる機会を増やしましょう。

なぜなら、自然に近いもののほうがマナ（生命力）が多く宿っているからです。

例えば、ごはんに関しては、**精製した白米よりも玄米や胚芽米のほうがマナは多いため、生命力は高まりやすくなります。**

パンの場合、いろいろな種類がありますが、小麦粉を精製し、発酵させ、焼き上げていく過程で、さまざまな添加物、バターやミルク、砂糖など加わることが多いため、その分、マナが少なくなりやすい面があります。

他のものとのバランスを取りながらいただく分には構いませんが、**マナの補給という点では添加物だらけのパンよりも、栽培の過程で水を与える以外、添加物ゼロのお米のほうがおすすめできるでしょう。**最近では、小麦アレルギーの人が増えているので、グルテンフリーを謳って小麦製品を避ける傾向にあるようです。

日本人にとってはごはんと味噌汁がソウルフードであり、食事の基本にすることがマナの補給の第一歩と言えるでしょう。

マナ（生命力）の宿った質のいい食材を選ぶ

健康な食生活は、単に何を食べればいいかと考えるのではなく、食材の質そのものを意識することが大切です。

いくらパンよりお米がいいと言ったところで、農薬や化学肥料をたっぷり使っているお米と、オーガニックを意識した自然栽培のお米では、そもそものマナの量が違うからです。

マナの量はカロリーのように数字にはできませんが、私たちのいのちを養う最も大事なエッセンスと言えます。毎日食べるものですから、お米や味噌は質のいいものを選びましょう。腸がきれいになって食べ物のマナを感じるようになると、その違いがよくわかるようになります。

自然の力を活かした栽培のほうが、作物は土壌や大気からマナが吸収できますから、それだけマナの量が豊富です。

私たちは食べ物を介して大自然のマナをいただいているのです。

同じ量を食べるにしても、マナの量には差がありますから、カロリーだけで食べるものを選ばないこと。マナの多いものを増やしていけば、食べる量は減っていきますが、それによって栄養不足になることはありません。

すべての食材の質をよくしていくことは難しいと思いますが、野菜や果物、調味料についても可能な限り、マナを意識しましょう。

魚や肉も鮮度のいいものを選び、調理法を工夫することです。外食をすると揚げ物や味つけの濃いものが多くなりますから、**体調が悪いときは家で調理する機会を増やし、和食をベースに、シンプルな味つけのものをとることをおすすめします。**

油を使用する場合には、酸化した古いものはやめて、遺伝子組み換えの原材料の使用が認められていないオーガニックのオリーブオイル、マカデミアナッツオイル、ココナツオイル、ごま油などを選びましょう。

ファスティングとデトックスで腸にマナをめぐらせる

こうした食生活を意識したうえで、**必要以上に食べることなく、しっかり排泄すること**……この2点を心がけましょう。

前述したオラキノ・コースでは、ハワイの大自然の中で腸にマナをしっかりとめぐらせ、生命力を高めるために、必要な栄養素だけをバランスよく取り入れながら、ハワイ式ファスティング（プチ断食）と、腸内洗浄によるデトックス（排泄）、マナを取り込む食事法の指導をプログラムに組み込んでいます。

プロの指導の下で本格的に行う断食も、それなりの効果がありますが、ハワイ式ファスティングは、無理なく自然体に戻るためのユニークな断食で、まったく何も食べないわけではありません。

図29 食べ物からマナをいただく

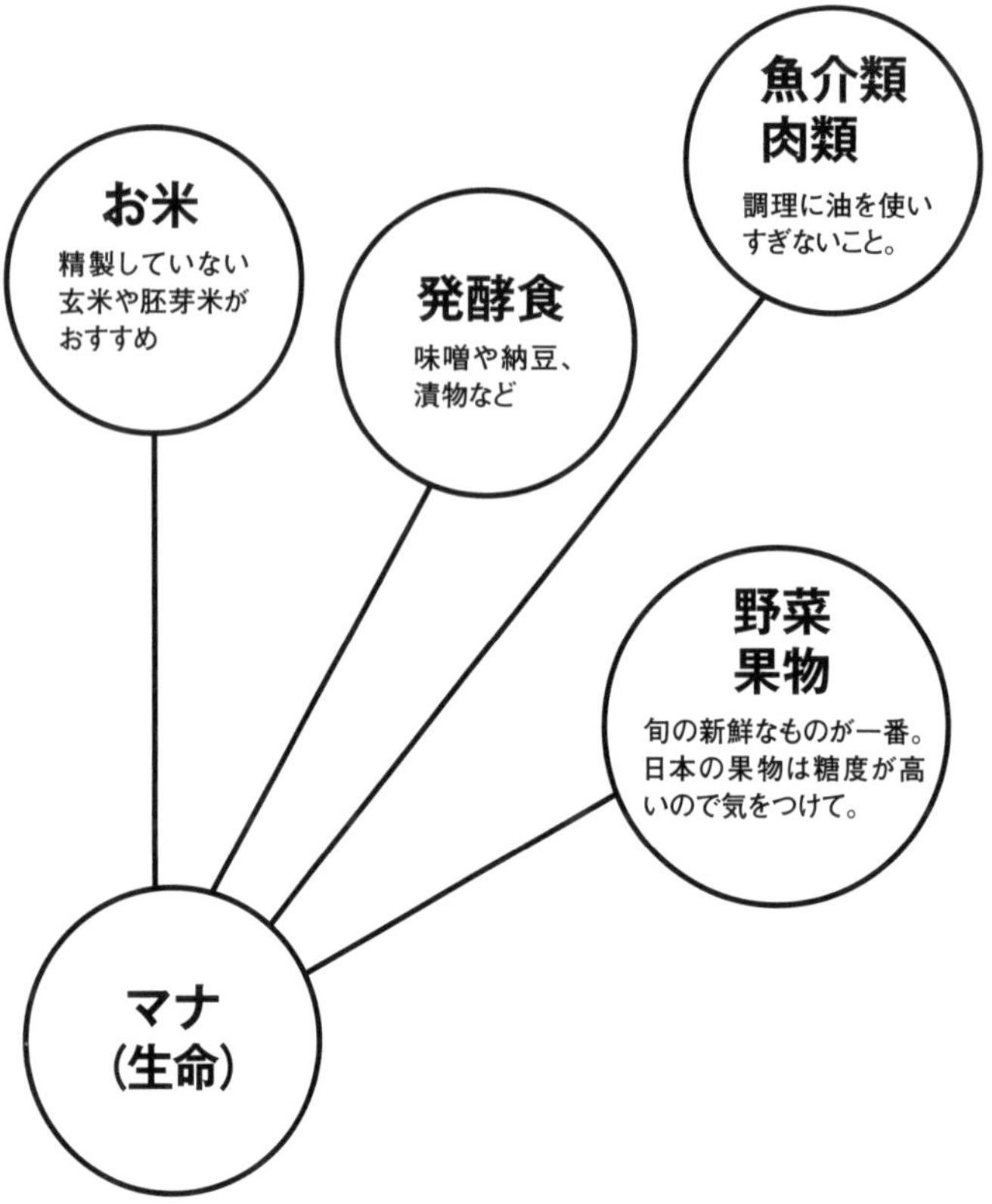

日本にも腸を元気にしてくれる食材はたくさんありますが、大事なのはその食品の生命力（マナ）。「何を食べるか」を考えるとき、種類だけでなく、質も意識することが大事です。

腸に負担のかからない、そしてマナの強い生の果物、野菜を中心にスープやおかゆのように消化のよい状態に調理したものを、お腹の声を聴きながらよく噛んで食し、ストレスで疲弊している腸を休めます。

同時に、長年腸にたまった宿便や寄生虫を包み込んで体外に運んでくれる健康食品をとり、オーガニックの繊維質で腸の中を大掃除します。

腸が徐々に元気になってくるとマナがめぐりはじめ、お腹にたまった老廃物が面白いようにどんどんとデトックスされていきます。その結果、精神状態が安定し、体の内側から無償の愛と感謝の気持ちが湧いてくるのを感じ、腸は全身の細胞に栄養とともにマナも補給していることに気づくようになるでしょう。

正しい食事法を学びながらファスティングとデトックスとリラクゼーションを併用していくことで、細胞がどんどんと若返っていくのです。

日常の生活の中で健康的な食事法を取り入れる場合には、ただカロリーや糖質制限をし、無理やり断食するのでなく、マナの補給を意識しましょう。

朝に季節の果物や野菜をミキサーにかけ、ジュースやスムージーにしていただくのもいい習慣ですが、それはマナの補給をするため。

マナは、食材に感謝しながらゆっくりと噛み砕いて飲み込むことで体内に浸透していきます。質のよいものを選んだら、マナの取り込みを意識することがとても大切です。

「最近、食べすぎているな」「胃腸が疲れているな」と思ったら、朝はこうした生の食材でマナの補給を行って、お昼までプチ断食するといいでしょう。

排泄については、オプフリを実践し、食事の内容を変えていけば徐々にスムーズになっていきます。便秘は自然に改善されていきますから、**つらいからといって下剤に頼らないこと。**下剤は本来の腸が持つ自然の活動を弱めてしまいます。

お腹にマナをめぐらせ、腸が自然に動くようになることを意識し、体を内側から変えていきましょう。バランスの取れた食事を取り入れるだけでなく、体にたまる毒素を出すことで、マナは循環していくのです。

マインド（頭）よりスピリット（腹）の感覚を大事にしよう

食べ物からマナを取り入れるには、生命体としての宇宙の源からのメッセージである直感が大事になってきます。

直感はお腹で感じるもので、スピリットとつながっていますが、私たちの体にはマインドとハートも宿っています。

食事の話と絡めながら、この点をもう少し整理してみましょう。

例えば、英語のマインド（**Mind**）を日本語に訳そうとした場合、、内心、精神、想い、フィーリングなどあらゆる翻訳が出てきます。心という言葉を当てはめる人もいるかもしれません。

しかし、心については、心臓を意味するハート（**Heart**）のほうがフィットします。

ハラハラ、ドキドキするのはハート（心臓、胸）だからです。

心をハートと呼んだ場合、マインドは頭で考えること、思考から生まれる精神的なもののほうが意味が合います。

もっと美味しいものが食べたいとか、もっといいものがほしいとか、マインドが増長していくと思考によって満足感を追い求める欲が際限なく続いていきます。

これに対して直感（スピリット）は、例えば寒い時に体が震え、コートがほしいと思う感覚にあたります。古代ハワイアンは、そうした直感を担っている中心がお腹にあるととらえてきました。


マインドの場合、同じコートがほしいと思う場合でも、「このコートはデザインが古いから嫌だ」とか、「ブランド物のほうがいい」とか、「一枚じゃ足りない」とか、いろいろなことを考えはじめます。

おしゃれはクリエイティブで心を豊かにしてくれるものですが、それが度を越してくると、見栄が出てきて、自分らしさは失われるでしょう。

図30 頭の欲求をコントロールするには

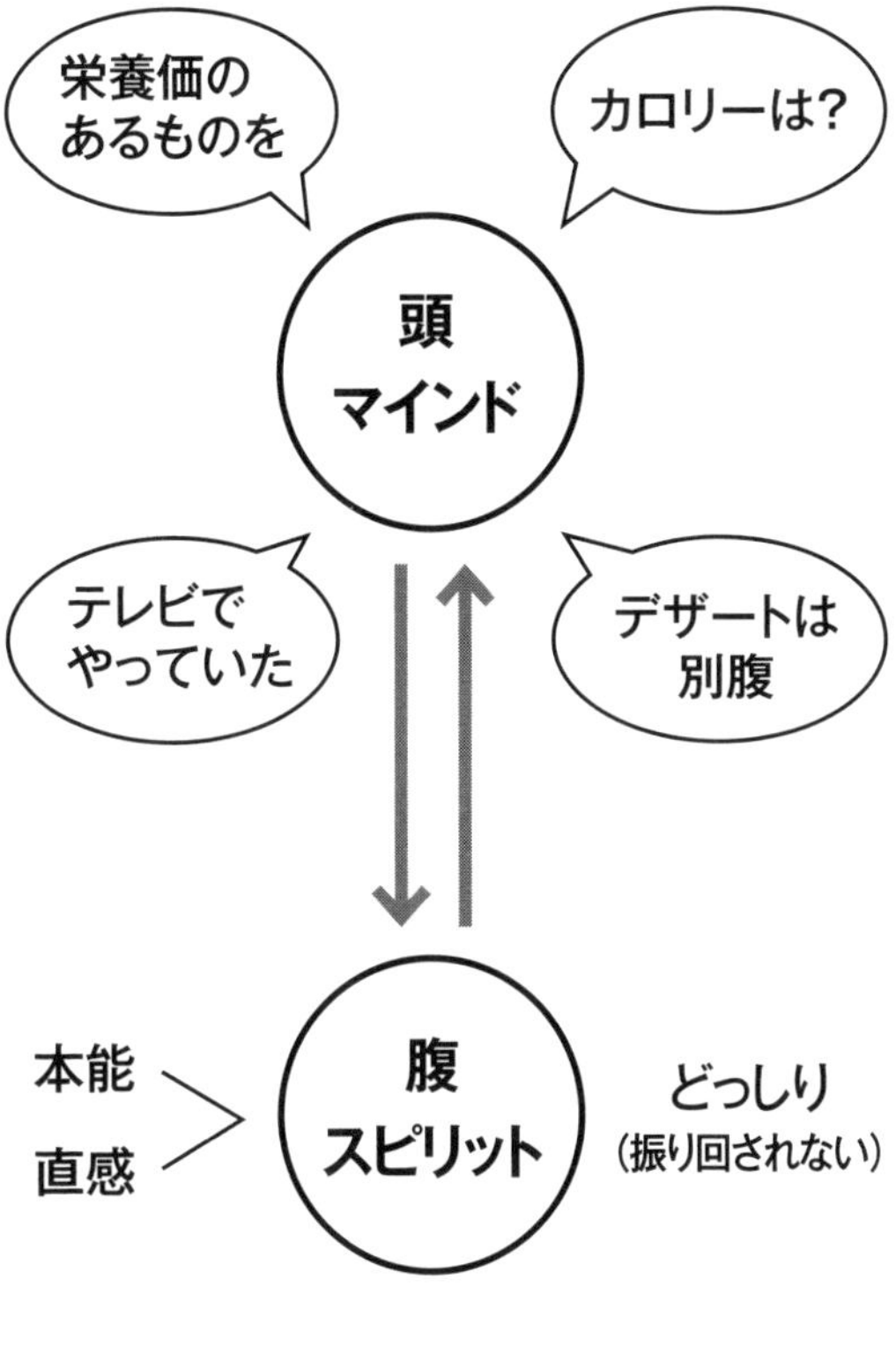

お腹の声を忘れてしまうと、頭のなかに湧き上がってくる「あれもほしい」「これもほしい」という欲求に振り回されやすくなります。マインドの欲求も適度に満たしながら、お腹の直感を磨いていきましょう。

「本能」から外れた欲求といかにつきあうか

食べることについても同様です。

お腹の直感がキャッチする「食べたい」という本能は、基本的にシンプルですから、刺激を求めるマインド（頭）の欲求からすると、地味で味気ないように感じてしまうかもしれません。ですから、週刊誌に載っていたものや、テレビの特集でやっていたものを食べたくなることもあるでしょう。

なまじ知識があると直感がうまく使いこなせず、体が求めていないものまでとってしまうかもしれません。

大事なのは、マインド（頭で考えること）と、スピリット（お腹で感じること）、それぞれの役割を理解することです。

図31 まず自分をマナで満たすこと

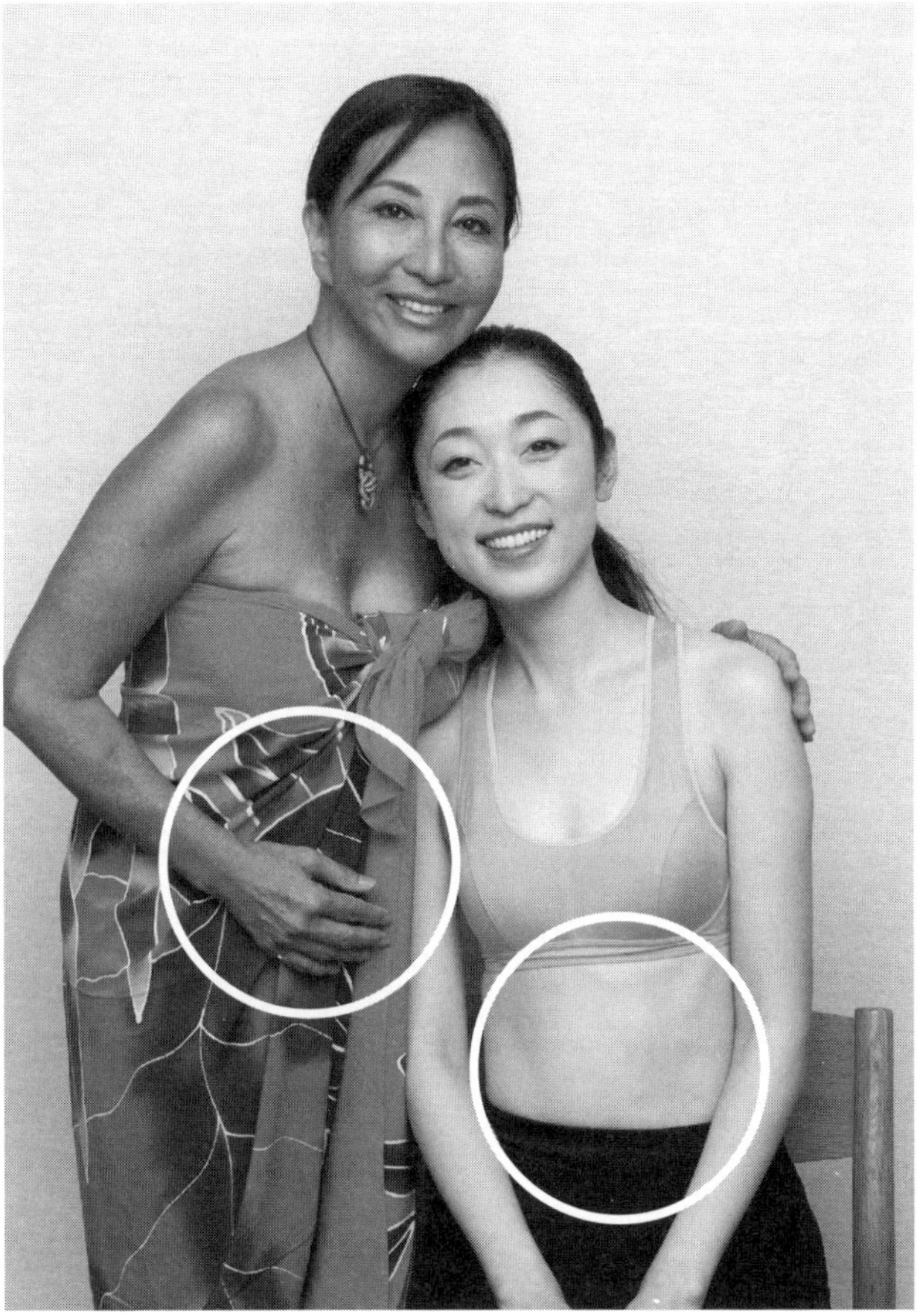

腸を元気にし、体じゅうにマナが満ちてくると心に余裕が生まれ、
自然と人が癒せるようになります。

そのうえで、自我の欲求ともうまくつきあっていくこと。

甘いもののとりすぎが体によくないと言っても、ただ禁止するだけではマインドが不満を持ちます。ダイエットが長続きせず、リバウンドを起こしてしまうのも、我慢を強いるばかりで喜びが減ってしまうからでしょう。

毎日の生活の中で、おつきあいなどで自然食品以外のものを食べる機会もあると思いますが、そういう時には、感謝をしてしあわせな時間をすごすようにしましょう。レストランで有名なフルコースを食べる時は、「栄養価が高すぎるからおかゆがいいな」と感じていたとしても、無理に制限する必要はありません。

マインドはお腹が空いていなくても、目の前の食べ物の刺激に反応して、とにかく欲求を満たしたいと感じます。

マインドの欲求もあなた自身の一部なのですから、上手に満たしてあげると、脳も喜び、お腹の直感を邪魔しなくなります。

ファストフードだから体に毒だとか思わず、その時には感謝していただきましょう。

目に見えない思いも含めて、すべてはマナが元になっていますす、その人のいのちが営まれているのです。

「甘いものは太る」という罪悪感を持ちながらいただくことにより、細胞がその思考に反応して確実に太ります。

もっと言えば、たとえ食べなくても、「これは体に悪い」「これは太る」と思うだけで、すでにそのエッセンスは体に取りこまれているのです。それが、ダイエットをしている人に共通の落とし穴となっていることに気づきましょう。

そうやって制限するよりも、素直に「美味しい」と思って感謝していただいたほうが、マナはめぐります。知識や情報に振り回されず、栄養素と体調と満足度のバランスをとって、食事がマナの循環にどれだけ活かせるかを意識していくことが健康につながっていくのです。

もちろん、自我は喜んでもすぐに忘れて、またマインドに向かって「ほしい、ほしい」と言い出しますから、直感に従う時間をつくること。それがファスティング、オプフリを実践する意味でもあります。

こちらを実践しなければ、自我の欲求に流されてしまうだけ。

今度はお腹のスピリットが不満を覚え、体が望んでいないものばかり消化を強いられることで、腸も言うことを聞かなくなります。

大事なのはバランスです。直感を大事にすることを基本にしつつ、あまり無理を強いない形で心と体を整えましょう。

まず自分自身が癒され、しあわせになること

私が主催するハワイの合宿セミナーには、主婦や会社員の方もいらっしゃいますが、医師、看護師、整体師、美容師、エステティシャン、これからロミロミセラピストを目指す人、ほかのロミロミスクールを卒業された現役のセラピストなど、多種多様な方が参加されます。

ロミロミを教えるセミナーであるにもかかわらず、人生に愛と癒しを求めるすべての方が集まってくるのです。

その理由は、ロミロミはマッサージのテクニックを超えた愛と癒しの施術ですから、**何よりも施術をする本人自身が癒され、愛に満たされて人生が輝く方法を学ぶことができる**からです。

本当のロミロミを学ぶと、自分が満たされるうえに、さらに施術をする相手を癒し、

しあわせにしてあげられるのですから、それほど素晴らしいことはありません。その基本は、まず心身ともに健康であるからこそ、人を癒すこともできる……そのことを忘れないようにしましょう。

人生にはつらく苦しいこともありますが、**ロミロミの素晴らしいところは、1分前まで苦しくても、そのモードに入ってスイッチをオンにしたら無になり、アウマクアとつながれることです。**

施術をしている間はアウマクアと一体になり、自分自身を愛としあわせに満たしていくことができます。確かなテクニックを使って施術を学びながら、マッサージを超えて、しあわせに生きるための人生の智慧を習得することができるセミナーを、愛と自信をもってみなさんにおすすめしています。

自分自身を愛で満たすことが定着したら、次は日常でもつねにアウマクアとつながっていられるようになりますから、しっかり体調管理をしていきましょう。心と体を整えるため、ナアウ（お腹）を意識し、腸を元気にさせていくのです。宇宙の源とつながって、愛が流れてくると、自然に人に優しくなれ、場の空気も穏やかになります。

いろんなことが受け入れられるようになり、許せるようになります。小さなことは気にしなくなり、心が軽くなります。執着がなくなり、心配事や不安が消えていき、まわりの状況に振り回されなくなります。

不可能だと言われることでも一歩踏み出す勇気が湧いてきます。自分を愛せるようになり、他人も自分と同じように愛せるようになります。奉仕することに喜びを感じるようになります。結果的に、精神的にも経済的にも豊かになります。

……ロミロミを学ぶことのベネフィット（恩恵）はまだまだありますが、どんな仕事をしていても、どんな人とかかわっていても、年齢、性別、人種などに関係なく、すべての人にロミロミが役に立つことがわかるでしょう。

その意味では、ロミロミを学ぶことは、自分一人のしあわせを超えて、世界中に愛を送ることになるといって過言ではありません。

すぐにロミロミを学ぶ機会がないとしても、まずは魂の神殿である肉体とつながる事からスタートすることができるのが、オプフリです。

体とつねに対話しながら、すべてのマナをお腹に集め、自分の意識のよりどころとなる「聖なる場所」をつくっていきましょう。

自分の体のなかに神様を祀る場所をつくり、その聖域をつねにキレイし、整えるというように考えてみてください。

そうすれば、アウマクアがきっとあなたを助けてくれます。そのためにオプフリのエクササイズを役立てていただけると嬉しいです。

第5章

古代ハワイアンの叡智をもっと知るためのオプフリQ&A

「オプフリ」をより深く実践したい人へ

ここまで、さまざまな角度からハワイ式の腸マッサージ（オプフリ）について、そのバックボーンにあたるハワイアン・ヒーリング（ロミロミ）の本質について、あるいは腸を元気にする過ごし方について、感情のコントロール法についてお伝えしてきました。

私が望んでいるのは、古代ハワイアンのライフスタイルの核の部分をまずしっかり押さえること、そのうえで自分自身のライフスタイルに合った形に、自在にアレンジしていくこと。

この章では、ロミロミのセミナー、講習会などで寄せられる質問のなかから、オプフリの実践に役立つ情報を抜粋し、紹介しましょう。

Q 日本とハワイのロミロミのちがいはどこにありますか？

A 日本でプロとしてマッサージを仕事にする場合、鍼灸・あんま・マッサージの国家試験を受けて資格を修得した人だけに限られています。

国家資格のない人が行う施術に関しては、「マッサージ」という言葉は使えませんし、医師免許のない人が治療行為を行うことも許されていません。そのため、ロミロミは本来、マッサージのテクニックを使う治療行為でありながら、日本では「リラクゼーション」または、「ヒーリング」といった呼び方で施術を行っているのが現状です。

ロミロミの専門家としての資格制度がないため、ロミロミという名前を使っていても、ただ表面的に形だけを真似しているセラピストがいることも否めません。

ただのリラクゼーションを目的にした場合、クライアントさんがリラックスできればそれはそれで問題ありませんが、それをロミロミの施術だと勘ちがいすることのないよう、ロミロミを受ける際には、セラピストがどのロミロミを学んだのかを確認することが大切です。

ちなみに、ロミロミの発祥地であるハワイでは、アメリカの法律に基づいて、基本的な解剖学、マッサージの実地研修を経て州のマッサージ・ライセンスを修得し、さらにクムからロミロミを直接学ぶことによって、初めてロミロミの施術を行うことができます。

また、お金をいただいてロミロミを人に教える場合には、クムからの許可を得るとともに、州のライセンスを修得してから3年以上経過していないと違法になります。

インターネットの普及とともに、法律を無視してSNSなどで日本人相手に宣伝をしているスクールが増えているのが現状ですが、ハワイでロミロミを学ぶ場合には、講師が州のライセンスを保持し、法律に基いてスクールを開校しているかどうかを確認しましょう。

Q 古代ハワイアンの薬草学である「ラーアウ・ラパアウ」について教えてください。

A ロミロミを予防医学としてとらえた場合、お腹のマッサージであるオプフリのような療法だけでなく、体調を崩し、体に症状が現われたとき、直ちにその症状を治めるための治療が施されてきました。

それは、熱があったら熱を冷ます、下痢をしていたら下痢を止める、頭痛や腹痛を和らげるといったものから、解毒、滋養強壮、体質改善などを含めた総合的な医療行為です。

薬草学であるラーアウ・ラパアウは、こうした症状を止めるだけではない、その原因を取り除くためのメソッドの一つ。そのため、ハワイのネイティブ植物のほとんどが絶滅してしまった今日でも、ハワイアンの家庭には薬草を煎じて飲む、塗る、食べる方法が伝わっています。

現在、ハワイに生息しているポピュラーな薬草として、ママキ、ノニ、アヴァ（カヴァ）、コウコウラウ、オレナ（ウコン）、ティー、ククイ、ハイビスカスなどがよく知られています。

ロミロミの施術師は、ロミロミの基本としてラーアウ・ラパアウを学び、クライアントに的確なアドバイスをする必要がありますが、古代の薬草がハワイから姿を消していくとともに、古代の専門的な治療を継承するカフナはほとんどいなくなってしまいました。

私は、クムであるカーン博士からハワイの薬草学を学び、その知識をもとに日本に生息する野草、薬草の使用法と効能をまとめた資料を作成しました。日本の皆さんにハワイアンのラーアウ・ラパアウを学び、日常の健康管理に役立てていただく特別なプログラムも開催しています。

Q 「ハワイアン・チャント」に興味を持ちました。どんなものがあるでしょうか？

A ハワイ語で唱えられる祈りは、ハワイアン・チャントと呼ばれています。

大自然の波動と一体になってパワーを授かるハワイアン・チャントは、古くから日常生活のあらゆる場面で唱えられてきました。

一般的に日常で唱えられてきたものとしては、「アウマクア（祖先の霊）に感謝を捧げるチャント」、「聖域に入る許可を求めるチャント」、「土地や人々を浄化するチャント」、「歴史や家系図を伝えるチャント」などがありました。

また、ロミロミの施術者も、宇宙とつながるため、クライアントを癒すためにチャントを唱えていました。

カフナ（その道の専門家）が唱えるチャントのなかには、治療のチャントや祈りのチャントのほかに、昔は呪いのチャントもありました。モロカイ島に伝わるカフナ同士のチャントによる戦いは有名です。

ここでは、癒しに関係の深い次のチャントを紹介しましょう。

Au Makua mauloa　Kōkua mākou
E kala mai I au　E mihi I au
Aloha no wau ia`oe　Mahalo

永遠なるすべての神々よ
どうか力を与えてください
ご容赦ください　お許しください
愛しています　感謝いたします

Q ハワイアンの「ムーンカレンダー」について教えてください。

A

大自然とともに生きてきたハワイアンの生活に欠かせなかったのは、30日周期の月の動きをもとに季節の移り変わりを示した太陰暦です。年間を通して太陽が輝き、気候が温暖なハワイ諸島では、太陽の動きよりも、毎晩形を変えて現われる月の満ち欠けに重要な情報を見出していたのです。

こうしたハワイアン・ムーンカレンダーのなかには、カフナが使用していた占星術や予言のもとになった専門的なカレンダーと、一般人も使える生活カレンダーの2種類があったと言われています。

一般的なムーンカレンダー（太陰暦）にはない特徴として挙げられるのは、すべての月には名前がついていて、その名前によってどういう状態を表す月であるかが示されているという点です。

一ヶ月は、ヒロ（新月）から始まり、30日後、ムク（暗闇）になります。マカヒキと呼ばれる秋の収穫の時期が終わると、時間の調整をするためにカフナによって足りない数日分が少しずつ振り分けられていました。そして、もう一つのカレンダーと連動させながら、18〜19年ごとに日にちを調整していたとも言われています。

このほかにも、種を蒔く時期、魚を獲る時期、収穫する時期などは、すべてムーンカレンダーによって決められていました。

満月は、アクア（14夜）、ホク・パレモ／ホク・イリ（15夜）、マヘア・ラニ（16夜）と3晩あって、その間に月とつながることは、内なるスピリチュアリティを引き出すうえでとても重視されていたのです。

●本書での「オプフリ」の表記について

本書では、56ページで触れたように、古代ハワイアンが伝えたお腹のマッサージのことを発音しやすいように「オプフリ」と呼んで解説していますが、実際の発音はオープーフリ（Ōpū huli）となります。そして、正確には、「オープーフリの症状を正しい状態に直す治療」のことを示しています。

オプフリの語源は、ポルトガル語の祈りの言葉から来ているという説がありますが、アンクル・カルア・カイアフアや、アンティ・マーガレットをはじめ、近年のロミロミ施術者たちは、オープー（胃）がフリする（ひっくり返る）という意味から来ているという説を支持しています。

日常使われる言語が、その行為を示す通称になるのはよくあることです。

例えば、「モミモミしてちょうだい」という意味の「ロミロミしてちょうだい」がマッサージをすることの通称になり、やがてそれが、体をラクにする、元気にする、自然体に戻す古代の健康法ハワイアン・ヒーリングの総称となったことも、同じような経過をたどったと言えるでしょう。

あとがき

近年、少しずつですが、しあわせに生きるために健康的な食事が大切であるということに気づく人が増えてきました。

巷にはオーガニック・フードのマーケットやレストランが増えはじめ、それと同時に、肉体に栄養を取り込む腸の役割が改めて注目されています。

昔はごく当たり前であった自然農法や野草など、忘れ去られてしまった大自然のパワーの素晴らしさにも目覚めてきた人が多いように思います。

いま注目されている健康法のすべては、古代ハワイアンがごく自然に行ってきたものなので、古いものが見直されるというより、生きるための基本に戻ってきていると言ったほうがピッタリとくるような気がします。

キリスト教の伝来、ハワイ王朝の転覆、アメリカ合衆国への併合と近代化の波に翻弄されながらも、心と体と精神のすべてを癒し、バランスの取れた状態で健康を保つハワイアンの叡智は決して消えることがありませんでした。

近代化の波に乗っていつの間にか空気が汚れ、水が汚れ、多くの土地が枯れ果ててしまった地球環境の中で生きるには、大自然のパワー、健康的な食事、腸の大切さに目を向けることが欠かせません。

人々の意識が大きく変化しようとしているこの時代、希望を持って明るく、自分らしく生きていくために、まず自分の体を大事にし、その中心にある「腸」の大切さ、直感とつながるお腹の役割を意識してください。

この本が、そうした「生きる原点」に戻るためのきっかけになるのであれば、とてもうれしく思います。

レイア高橋

2017年10月

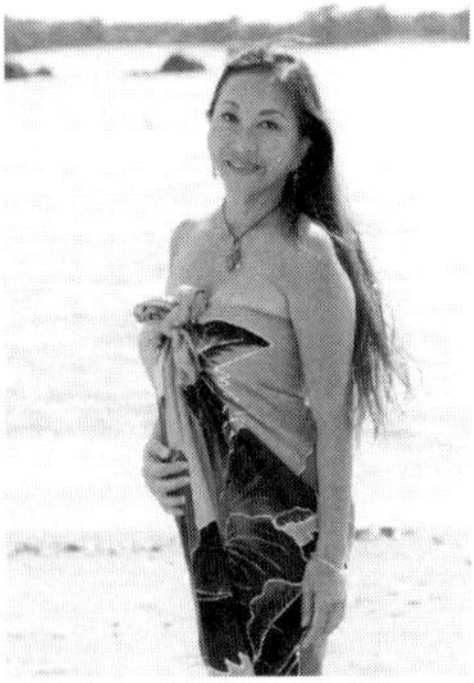

レイア 高橋　Leia Takahashi

ハワイアン・ドリーム・クリエイションズ（HDC）代表。ハワイを拠点に、「ロミロミ」の源流（マナヴァヒ・アーパウ）のカフ（守護者、管理者）として、ハワイに古くから伝わる生き方の哲学「フナの教え」に基づいた質の高い教育プログラムを提供。古代ハワイアンの歴史や文化をはじめ、浄化のための瞑想法、呼吸法、チャント詠唱法などを伝えるほか、ハワイ州で唯一のスピリチュアル・コーディネーターとしてハワイの７つの島や世界各地で聖地ツアーを主催。地元ハワイの教育テレビ番組で古代ハワイ文化のスピリチュアリティを伝える講師として活躍している。著書に『癒しのパワースポット』シリーズ、『フラ・カヒコ 魂の旅路』、『宇宙に愛される幸運エナジーの法則』など。aloha-hdc.com

ハワイ式　腸《ちょう》のマッサージ

2017年11月30日　初版第1刷発行

著　　者　レイア高橋《たかはし》
発 行 者　栗原武夫
発 行 所　KKベストセラーズ
〒170-8457
東京都豊島区南大塚2-29-7
☎ 03-5976-9121
http://www.kk-bestsellers.com/
印 刷 所　近代美術株式会社
製 本 所　ナショナル製本協同組合
D T P　株式会社インタープレイ
装　　幀　野村勝善(HANA*Co)
編集協力　長沼恭子　長沼敬憲(サンダーアールラボ)
写　　真　阿久津知宏
モ デ ル　西野陽子(舞夢プロ)
イラストレーション　植本 勇
校　　正　中村 進

ISBN　978-4-584-13827-4　C0077